Леона Соколова

Руководство к благополучию

*Отличное здоровье, правильное питание
и любимый образ жизни*

Леона Соколова Руководство к благополучию
Редактор: Валентина Шолудко

Leona Sokolova Wtllness Manual
Edited by Valentina Sholudko

Copyright © 2021–2023 by Leona Sokolova

All rights reserved. No part of this book may be reproduced or utilized in any form or by any means, electronic or mechanical, including photocopying, recording, or by any information storage and retrieval system, without the written permission of the copyright holder.

ISBN 978-1950319794

Published by M•Graphics | Boston, MA
✉ mgraphics.books@gmail.com
🖥 mgraphics-books.com

In cooperation with Bagriy & Company | Chicago, IL
✉ printbookru@gmail.com
🖥 www.bagriycompany.com

Book Design by Yulia Timoshenko © 2023
Cover Design by Larisa Studinskaya © 2021–2023

При подготовке издания использован модуль расстановки переносов русского языка ВАН™ (www.batov.ru)

Printed in the United States of America

Подобно лотосу, мы обладаем способностью вырастать из мутной воды, расцветать в темноте и излучать свет в мире.

Неизвестный

«Лотос — самый прекрасный цветок, чьи лепестки раскрываются один за другим. Но он произрастает только в мутной воде. Для того чтобы вырасти и приобрести мудрость, вы должны прежде всего иметь препятствия в жизни и приносимые ими страдания. ...Мутная вода напоминает об общей почве, которую разделяют человеческие существа, неважно, какое положение мы занимаем в жизни... Имеем ли мы всё или ничего, мы все сталкиваемся лицом к лицу с трудностями: тоска, утрата, болезнь, умирание и смерть. И если мы, человеческие существа, стремимся обрести больше мудрости, больше доброты и больше сострадания, мы должны поставить себе цель расти как лотос, раскрывая лепестки один за другим.

Голди Хон

Цветок лотоса символизирует обновление, преображение и новое начало. Это и мой любимый цветок.

Посвящение

Двум необыкновенным женщинам, которых я так люблю: моей необыкновенной и красивой маме Леоне и моей мудрой и добрейшей бабушке Полине. Они учили меня многому, и я очень благодарна им за поддержку, полную любви.

Признательность

Я хотела бы выразить глубочайшую признательность и благодарность талантливым людям, которые вложили своё время, энергию и любовь в создание этой книги. Было прекрасно работать с каждым из них.

Моей любимой мамочке Леоне, её мировоззрению, её примеру, которые она смогла передать мне через свою любовь и заботу.

Особо признательна Льву Борщевскому за квалифицированный перевод.

Глубокая благодарность Михаилу Минаеву — руководителю издательства M-Graphics (Boston, MA), а также всей команде издательства. Они проделали отличную работу, которая позволила этой книге выйти в свет.

Благодарю Лилию Торчинскую, которая отличается острым вниманием к деталям. Её редакторские замечания и нужные вопросы побудили меня сделать всё наилучшим образом.

Благодарю Ларису Малинину, которая поделилась своими мыслями и впечатлениями о прочитанном.

Благодарю Анатолия Рывкина, профессионального фотографа и веб-дизайнера, за фотографии для этой книги.

Мне было приятно выслушивать разные мнения по поводу написанного. Их комментарии и наблюдения были полезны, крайне необходимы и вдохновляли. Я воспользовалась всеми их рекомендациями, чтобы улучшить эту книгу и сделать её максимально доступной и интересной.

Содержание

Моя философия 13
Поиск духовности 15
Предисловие 17

Душевное здоровье

Глава 1. Основные размышления по поводу несчастья 21
Глава 2. Общие размышления относительно Благодарности . . . 35
Глава 3. Общие размышления по поводу позитивности 49
Глава 4. Общие размышления по поводу счастья 65
Глава 5. Общие размышления по поводу простоты 76
Глава 6. Общие размышления по поводу денег 86
Глава 7. Общие размышления по поводу любви 96
Глава 8. Общие размышления по поводу Магического Дня . . .108

Физическое здоровье

Глава 9. Основные размышления о еде 127
Глава 10. Общие размышления по поводу напитков 144
Глава 11. Общие размышления по поводу вдохновения 153
Глава 12. Общие размышления о раздельном питании 163
Глава 13. Общие размышления по поводу дневника питания . . .173
Глава 14. Основные размышления по поводу упражнений 179

Искусство лучшего познания себя
    и позитивного мировоззрения 196
Рекомендуемое чтение 199
Об авторе 201

Моя философия

> В человеке должно быть всё прекрасно: и лицо, и одежда, и душа, и мысли.
>
> **Антон Чехов**

Мне доставляет удовольствие поделиться с вами идеей о том, что быть счастливыми и здоровыми может быть делом лёгким и невероятно благодарным. Я хорошо знакома с этой темой и люблю всё, что связано с достижением благополучия. Мой подход к благополучию прост. Если вы хотите добиться наилучших результатов, научитесь любить себя, заботиться о себе, уделять пристальное внимание самым важным вещам: позитивно мыслить, ставить перед собой цели, хорошо питаться, пить здоровые напитки и регулярно упражняться. Если вы сфокусируетесь на этом, ваше здоровье откликнется. Моя личная философия заключается в том, что здоровье, красота, энергия и спокойствие духа достигаются только тогда, когда наши тело, разум и дух находятся в равновесии.

Я бы хотела поделиться с вами моими размышлениями о том, как укрепить здоровье, хорошо питаться и вести активный образ жизни. У меня склонность к этим темам. Я создала свой собственный уникальный метод исследования жизни и самой себя. Моё восприятие, жизненный опыт и любовь к тому, чтобы чувствовать себя комфортно, воплотились в этой книге.

Моя цель — помочь людям сбалансированно питаться, великолепно чувствовать себя в любом возрасте, во всём находить хорошие стороны и смотреть на жизнь позитивно. Я всегда ищу возможности вдохновить других, найти выход всему тому лучшему, что в них заложено.

Я верю в закон вселенной. Всё, что случается с нами, ведёт нас к исцелению, познанию и росту. Я также верю в Закон Притяжения: счастливый притягивает к себе счастливого.

Я исхожу из того, что комплексный подход к здоровью основывается на идее, что всё в нашей жизни оказывает влияние на всё остальное. Отношусь к каждому аспекту моей жизни с любовью и уважением. Я верю в простоту и умеренность. Я всегда стараюсь учиться и развиваться любыми возможными способами и я хочу призвать других поступать так же и делать выбор в пользу внутреннего равновесия и отличного здоровья. Я хочу стать частью жизни других людей, когда они больше всего нуждаются в направлении и утешении, внести положительные перемены в их жизнь, разделить с ними моё стремление к здоровому быту, побудить их выбрать лучшее, достичь желаемого, получать удовольствие и стремиться к гармоничному образу жизни. Чем больше внимания мы уделяем нашему благополучию, тем больше мы ощущаем, как наша жизнь становится содержательнее и достойнее.

По мере того, как вы знакомитесь с моей философией, я хотела бы пригласить вас принять во внимание некоторые соображения, которые могут быть внесены в ваш образ жизни. Вы сами увидите, как это просто, и какое доставляет удовлетворение вести здоровый образ жизни.

Я живу, следуя чудесной поговорке: «Вы получаете то, что посылаете». Делай хорошее, и хорошее к тебе вернётся сторицей. Я стараюсь поступать в соответствии с этой философией и благодарна за возможность вдохновить вас и поддержать на пути к лучшей жизни. Если вы в своей жизни достигли точки, когда не знаете, что делать, или потеряли ориентиры в том, что касается здоровья, целей и выбора, отправьтесь в путешествие познания самих себя, заботы и любви к себе. Это путешествие направит вас на правильный путь. Познать и принять себя таким, какой ты есть, — это удивительный процесс.

Поиск духовности

Многие из нас находятся в поиске здоровья, счастья, любви и умиротворённости. Я понимаю, что сама ответственна за свой выбор.

Когда жизнь ведёт меня через все взлёты и падения — особенно падения, я нуждаюсь в том, чтобы смягчить эмоциональную боль и сосредоточиться на исследовании самой себя. То, на чем я сосредотачиваюсь, расширяется. И я становлюсь заинтересованной в исследовании моей духовности.

Некоторые из духовных принципов самообогащения, к которым я обращаюсь, включают следующее:
- важность позитивных мыслей;
- важность эмоционального равновесия;
- важность благодарности;
- важность прощения;
- важность наслаждения данным моментом, здесь и сейчас;
- важность простоты быта;
- важность любви;
- важность сострадания;
- важность правильного питания, упражнений и дыхания.

Список достаточно длинный, но я делаю шаг за шагом. Это помогает восстановить равновесие между мыслями и чувствами.

Чем больше я узнаю о духовности, тем привлекательнее становится это для меня. Познание того, кто я есть, — это длинный, волнующий, но благодарный процесс. Я с удовольствием выбираю время, чтобы заглянуть внутрь себя, потому что постепенно это вытесняет эмоциональные терзания. Моё собственное духовное обогащение — вот в чём я испытываю потребность в сложных жизненных ситуациях.

Мы здесь на планете Земля для того, чтобы познавать себя и развиваться. Так почему бы нам не познать нечто ценное, что останется с нами навсегда и поможет нам построить достойную жизнь?

Предисловие

Я одна из многих, кто проходит по жизни, переживая чудесные моменты комфорта и радости, но также и другие моменты — трудностей и грусти. Я прошла через испытания в поисках своего призвания, будучи занята на работах, которые не вызывали у меня удовлетворения. Я испытала неуверенность в себе, недостаток заботы и любви к себе, привычку к промедлению, курение, анемию, иммиграцию, страхи, развод и обман. Чтобы обрести равновесие, я выбирала путь к самопознанию и самообогащению.

Мы все проходим через подобные вызовы, через радостные и болезненные события, прежде чем оказываемся готовы трансформировать свой образ жизни, свой способ наслаждаться жизнью, пути исследования новых территорий, восприятие красоты повседневной жизни, характер того, как мы любим и как мы видим и представляем себе себя и других.

Это не мемуары. Это история того, как я справлялась с трудностями на протяжении всей своей жизни, и какие техники мне помогли.

Жизнь задаёт нам много уроков, которые предстоит пройти. Иногда мы осознаём эти уроки постфактум. Моё собственное ощущение благополучия и внутренней стойкости углублялось по мере того, как я делала выбор, сталкиваясь с бросающими вызов ситуациями, и меня подталкивал именно выбор, а не ситуации сами по себе. У каждого есть история поисков самого себя. Я хочу, чтобы эта книга внесла позитивный вклад в вашу историю, добавила что-то к вашему здоровью, вашему успеху, вашему благополучию, вашему равновесию.

Эта книга для любого из вас. Каждый сможет найти в ней наиболее близкие темы и выбрать решения определённых ситуаций в своей жизни или выделить что-либо, над чем стоит подумать. Нужно только захотеть развиваться и сбалансировать в себе духовное и материальное. Гармоничное развитие даёт вам и здоровье, и процветание.

«Wellness Manual» («Руководство к благополучию») — это руководство для того, чтобы пройти через процесс поиска и исследования самого себя. Книга состоит из двух частей — «Душевное здоровье» и «Физическое здоровье». Каждая из них содержит рекомендации по поводу позитивности, благодарности, любви, сбалансированного питания, ежедневных упражнений и ещё многого другого. Всё это об исследовании и открытии источников, которые подпитывают нас в том, что касается душевного и физического здоровья. Душевное здоровье должно быть нашей первейшей заботой, поэтому речь о нём пойдёт в первую очередь. К тому же некоторые люди, в том числе и я, нуждаются в том, чтобы подготовиться умственно, прежде чем перейти к действию. Впрочем, вы вольны начать читать с раздела «Физическое здоровье», если это больше вас привлекает.

Большинство идей и советов в этой книге подсказаны моим личным опытом и моими собственными взглядами. Я приобрела их благодаря урокам, которые преподала мне жизнь, а также из источников, список которых приводится в разделе «Рекомендуемое чтение».

Каждый день я узнаю что-то ещё и всегда жду новых открытий. Мне потребовалось больше тридцати лет, чтобы начать понимать и узнавать себя. Может быть, вы сможете взять что-то полезное для себя из моего опыта и тем самым пойти более коротким путём.

Душевное здоровье

Глава 1

Основные размышления по поводу несчастья

«Старый индеец-чероки сказал своему внуку: «Мой мальчик, внутри у всех у нас происходит схватка между двумя волками. Один из них — Зло. То есть гнев, алчность, упрямство, посредственность, ложь и себялюбие. А другой — Добро. Что означает радость, мир, любовь, надежду, скромность, доброту, сочувствие и истину».
Мальчик подумал и спросил: «Дедушка, а какой волк победит?»
Старый чероки тихо ответил: «Тот, которого ты вскармливаешь».

Из сказаний индейцев-чероки

Назойливое несчастье

Несчастье создаёт беспокойную реальность, в то время как счастье — реальность безмятежную. И то, и другое требует нашего внимания.

Между несчастьем и счастьем идёт борьба. На чьей стороне победа? Побеждает та сторона, которой мы уделяем больше внимания, лелеем и, в конце концов, отдаём предпочтение. В этой битве у нас есть шанс взглянуть на свою жизнь в новой, уникальной перспективе, обнаружить наше скрытое «я», освободиться от несчастья, развить в себе привычку находить решения, которые помогают нам быть здоровыми и счастливыми, поразмышлять над жизнью и увидеть, что мы можем в ней улучшить, чтобы достичь более желаемой действительности. Всё это позволяет определить дальнейшее направление нашей жизни и дорогу в будущее. Как мы можем противостоять несчастью? Как мы можем найти радость на нашем жизненном пути?

Давайте проанализируем, какого рода действительность наиболее привлекательна для нас. Беды и стресс ведут к застою, деградации и зашоренному сознанию. Несчастье порождает много уродливых явлений, так как держит нас в состоянии негативизма. Несчастье диктует поступки отрицательного характера, в то время как наши истинные потребности остаются неудовлетворёнными. Когда мы распространяем несчастье, мы получаем несчастье. Тем не менее, несчастье — это не совсем плохо. Оно позволяет осознать ценность счастья, увидеть контраст между двумя этими состояниями. Без несчастья мы не смогли бы испытать ощущение счастья во всей его полноте.

Счастье жизни — это её познание. Счастье равнозначно творчеству, здоровому разуму, спокойному наблюдению, изобилию и росту. Счастье — это когда вы чувствуете себя комфортно и способны не поддаваться невзгодам. Счастье — это мир и покой в душе. Счастье — это источник красоты и благодати.

Когда наши мысли носят негативный характер, мы ощущаем себя несчастными. Когда они позитивны, мы счастливы. Мы можем смотреть на жизнь под драматическим углом зрения и чувствовать себя плохо. Но мы можем смотреть на жизнь с лёгким сердцем, и в этом случае чувствуем, что всё хорошо. Что на самом деле важно, так это иметь что-то позитивное, во что мы верим. Мы всегда можем выбрать позитив в противовес негативным аспектам жизни и обратиться к лучшему, избавившись как можно скорее от того, что вызывает у нас беспокойство. Позитив открывает дорогу к счастью и успеху. Мы можем научиться тому, как обратить разрушительное настроение в конструктивное и увидеть, как наши мечты становятся реальностью.

В жизни превалирует атмосфера постоянной драмы, страха, боли, гнева, неуверенности и смерти. Каждый день нам постоянно приходится слышать об убийствах и катастрофах. Некоторые из нас думают, что легче жить с ощущением беды и стресса, потому что это так привычно. Находясь в состоянии полного неведения, когда мы проводим каждый день без добрых намерений или определённых целей, чувствуем скуку, действуем по инерции или раздражаемся, все виды отрицательного легко овладевают нами. Если мы поддерживаем негатив, мы навлекаем на себя ещё больше всего дурного. Когда мы утверждаем что-либо с глубокой убеждённостью, в конце концов, это становится реальностью. Люди остаются несчастными, потому что они концентрируются и настаивают на несчастье.

Те, кто пристрастился к несчастью, настроены против счастья. Они находят удовольствие в неудачах. Когда они слушают хорошие новости, им некомфортно. Когда они встречают радостного человека, то становятся сердитыми и ревнивыми, потому что они не в состоянии ощутить это чувство радости. Счастливый человек, с которым они сталкиваются, излучает позитивную энергию, которая не совпадает с их собственной.

Невежество и страдания распространяются каждый день, как раковая опухоль. Социальные медиа пичкают нас невежественными материалами и в большом объёме навязывают свои взгляды. Мы выслушиваем массу токсичных историй. Негативные влияния вредят нашему восприятию жизни. Мы живём в культуре, которая убеждает нас в том, что мы должны постоянно пребывать в страхе. Это существенно снижает наше ощущение радости, и мы пытаемся сопротивляться. Вот почему многие люди думают, что жизнь — это борьба.

Проявления невежества включают в себя алкоголь, чрезмерные амбиции, наркотики, негативные комментарии, драматизирование, обескураживающие новости, лень, депрессию, склонность к обвинениям, зависть, гордыню, осуждение, ревность, предрассудки, тщеславие, жадность и критицизм.

Я называю это «внутренними раздражителями», или «внутренним мусором». Эти раздражители только то и делают, что отвлекают моё внимание от позитива. Они стараются внушить ложные и разрушительные верования. Если я придерживаюсь ложных взглядов, основанных на невежестве, это омрачает мой разум беспокойством и несогласием. И тогда я чувствую себя несчастной. В такие моменты хорошо заглянуть внутрь себя и увидеть, какого рода реальность я создаю.

Несчастье привлекает внимание окружающих. Когда мы несчастны, мы чувствуем себя какими-то особенными. Нам нравится, что из-за этого о нас заботятся. Мы жаждем такого внимания и подпитываем энергию драматизма. Люди жалеют нас, проявляют заботу, утешают нас, поддерживают наши пустые разговоры, обсуждают негативные новости дня, слушают нас и становятся несчастными из-за наших сплетен, жалоб и чувствительных мини-драм.

Мы не хотим оставаться наедине с несчастьем. Испытываем острое желание разделить его с нашей семьёй, коллегами, друзьями, даже незнакомцами. Мы хотим заразить других нашим несчастьем.

Мы также очень искусны в умении находить пути критиковать и обвинять. Люди даже собираются группами и ведут разговоры в духе ненависти, и эта ненависть множится в угрожающей степени. Когда мы сеем ненависть, мы пожинаем ненависть. Всё вышесказанное не приносит никакой пользы нашей жизни.

Полно вокруг людей, которые одержимы своей ненавистью. Всё, что они говорят, носит негативный характер. Их ворчливость может оказать на нас плохое влияние. Они вселяют в нас своё плохое настроение. Каждый раз, когда я веду такие изматывающие и порождающие стресс беседы, я чувствую себя несчастной, потому что всё это липнет ко мне, как грязь. Но тогда как грязь легко смыть, токсичность негативных разговоров не исчезает столь же быстро. Люди излучают отрицательную энергию несчастья, а мы впитываем и легко поддаёмся. Ведь вольно или невольно, мы подражаем тем, с кем общаемся.

Несчастье и стресс, как магнит, притягивают ещё больше несчастий и стресса. И наступает день, когда мы уже больше не можем это контролировать, и нас это поглощает настолько, что мы уже этого не замечаем. Мы поглощены несчастьем и стрессом, которые не в состоянии различить. Мы легко к ним привыкаем и уже воспринимаем их автоматически.

К несчастью, мы полны жалоб и самооправданий, и приходим к механическому восприятию реальности, не осознавая этого.

Есть надежда, что, как только мы, в конце концов, пробудимся посреди этого липучего несчастья и отталкивающей, отвратительной реальности, мы будем знать, что надо сделать. А именно: взглянуть на действительность в положительном ракурсе и перейти к осмысленному, здоровому образу жизни. Есть только единственный способ понять, как двигаться дальше — познать себя. Задаться вопросом, чего мы хотим, получить хорошую, полезную информацию, проанализировать её, подойти к ней с разбором и использовать для своего же блага.

Испытывали ли вы когда-либо сильное желание найти в себе смелость избавиться от стадного чувства? Я испытывала. Когда-то я курила, потому что курили все вокруг. Я находилась под влиянием всей этих курильщиков. В один прекрасный день осознала эту неприятную реальность. Я ощущала острую потребность выкурить утром сигарету. Но ущипнув себя, говорила: «Время проснуться, дорогая. Пора бросать курение». Ведь это пагубно влияет на мою кожу и здоровье в целом. И я избавилась от этой ужасной привычки. Я бросила курить без особого труда и после этого почувствовала себя намного лучше. Я освободилась от вредного влияния и гордилась собой.

Но это избавление не пришло внезапно, как гром среди ясного неба. Мысль о прекращении курения сформировалась в моём сознании не сразу. Я как бы дожидалась подходящего момента, когда почувствую себя готовой. Во время этого процесса я чувствовала внутри раздражение, потому что одна часть меня хотела курить, а другая — быть здоровой. И, в конце концов, решила, что здоровье плодотворнее, чем курить и причинять себе вред.

В конечном счёте, я узнала, где находится «кнопка счастья». Она таится в моей внутренней силе, в упорном желании быть индивидуальностью, а не копией других. Это побудило меня поступить правильно и стать лучше. Когда я обогатилась полезной привычкой, я почувствовала себя пробудившейся и бодрой.

Похоже, что у нас у всех есть две кнопки — «кнопка несчастья» и «кнопка счастья». И перед нами выбор, какую из них привести в действие. Хотим ли мы подражать другим людям или развивать наилучшую версию самих себя? Хотим ли мы процветать, превратившись в человека, наслаждающегося счастьем и покоем, или оставаться такими, какими были прежде?

Если бы мы тратили больше времени, анализируя и корректируя свою нерешительность и слабость, и меньше, придумывая отговорки для самооправдания, мы бы сегодня оказались в лучшей ситуации. Мы бы поняли, что отговорки губительны для нашего благополучия.

Когда мы осознаём точку опоры, нашу силу, это создаёт нам новую перспективу. Мы можем прекратить обвинять других и сказать самим себе: «Я сама в ответе за своё счастье. Что бы ни случилось, я несу ответственность за мою реакцию на это. Я отвечаю за свои поступки и могу изменить свою реакцию и своё поведение в лучшую сторону».

Мы всегда можем привнести больше позитивности, эмоционального равновесия и доброты в наши отношения с другими и, что более важно, в отношения с самим собой.

Моя история

> Никогда не жалуйся, не ищи объяснений, сопротивляйся соблазну защитить себя или найти оправдания.
>
> **Брайан Трэйси**

Я прошла через сложный развод. Прошла через вызванный им стресс, а также депрессию, обвинения и осуждения. Когда я страдала от всего этого, я испытывала конфликт относительно того, какую выбрать реальность. Я разрывалась между двумя мирами — несчастьем и счастьем. Была уверена, что моё счастье и покой погребены под сомнениями, жалобами, страхом, нерешительностью и беспокойством. Меня одолевали сплетни и слухи. Я привыкла выслушивать негативные истории о недостатке здоровья, денег, времени, энергии и любви. Я выслушивала все те же докучливые оправдания снова и снова. Они на меня буквально обрушивались. Я считала себя достойной уважения, но я просто делала то же самое, что и другие люди. Я пыталась скрыть или оправдать своё невежество и терзания отговорками. Когда я защищалась ими, я отговаривала себя от того, чего на самом деле желала. Отговорки похищали у меня время, творческие способности и энергию.

Не было ничего приятного в том, чтобы тащить себя изо дня в день и делать что-то, не вкладывая в это никакого смысла. Я понимала, что нахожусь под огромным стрессом и болью, и все это доставляет немало страданий. Общепризнано, что стресс является первичной причиной многих болезней, включая депрессию.

Терзания пагубны для здоровья, и я старалась держаться подальше от этого состояния и выработать против него иммунитет. Есть два способа существования: оставаться в неведении относительно того, кто ты есть и чего хочешь, и, может быть, погружаться ещё глубже в страдания до точки невозврата. Или же очиститься, оттолкнуться от враждебных обстоятельств и найти душевное равновесие. Я могу продолжать жаловаться или же могу привести в действие способность осознать ситуацию, и тогда, если упаду, я смогу встать, прийти в себя и шагать с достоинством дальше.

Я пришла в своей жизни к такому рубежу, когда почувствовала себя в состоянии отбросить навсегда навязчивое ощущение дискомфорта и двигаться дальше по направлению к радости и счастью. Я была готова убрать этот дискомфорт и переключиться на позитивное отношение ко всему. Я должна была извлечь урок из неприятного опыта и выстроить взамен ощущение душевного покоя. И как только я осознала это, я начала перестраивать характер своего мышления, чтобы освободиться от неудобств и стресса. Чем больше я размышляла на эту тему, тем яснее для меня становилось, что нужно делать, чтобы полностью избавиться от всего этого ненужного мусора.

И смогла направить энергию несчастья на то, чтобы сделать что-то продуктивное, и воспользоваться этой энергией для новых начинаний. Таким образом появилась хорошая возможность изучить что-то, чего я не знала прежде. Приобретение новых навыков — замечательная вещь. Было много таких тем, из которых я могла что-то выбрать, чтобы усовершенствовать себя и обрести лучшее качество жизни. Я прошла через процесс обновления, снимая с себя один за другим слои несчастья и стресса, чтобы изменить ментальность и прийти к совершенно свежему подходу – к позитивным взглядам. Изменения происходят постепенно.

Я знала, что существует способ жить иначе, испытывая больше радости и внутренней свободы. И я была нацелена на то, чтобы наполнить себя и свою жизнь приятными мыслями и созидательными планами.

Перебирая мысли, деятельность и информацию, поступавшую в мой мозг, я могла ясно видеть, какую пользу это мне приносит. Могла составить верное представление о самой себе и о других. Могла найти для себя гораздо лучшее развлечение, чем сплетни. Могла сделать своё настроение недоступным для внешних обстоятельств. Иными словами, я интересовалась тем, что я могу сделать, чтобы улучшить свою жизнь.

Я была настроена очень серьёзно относительно того, чтобы идти по дороге позитивности. Это было самое подходящее время, чтобы предпринимать ежедневную умственную инвентаризацию. Я пообещала себе, что начну в тот же день — никаких промедлений.

Прекрасно помню тот день, когда начала отвечать на этот вызов, развивать в себе более рациональное мировоззрение, придерживаться лучшей перспективы и вести более достойную жизнь. У меня был ненасытный аппетит на то, чтобы жить в гармонии с собой и моим окружением, сохранять состояние праздника и помнить о нём, искать во всём добрые нотки и обдумывать хорошие новости. Я наслаждалась каждым моментом этого процесса.

В этот период я проводила много времени наедине и в молчании, перебирая хорошие идеи относительно того, как жить лучше. Мой первый шаг был исследовать и узнать, что может сделать меня довольной и спокойной. Я составила лист видов деятельности, которые позволяют мне чувствовать себя уверенной и бодрой. Это было чудесное время внутреннего обогащения. Оно привело к своего рода договору счастья с самой собой и к поискам, которые я полюбила, и я участвовала в этом с подлинной радостью и энтузиазмом, постигая истинное сокровище моего внутреннего мира. Это было волнующее и наделяющее силой приключение, надёжный метод продвижения туда, куда я хотела идти.

Я осторожно создавала безопасную среду, в которой чувствовала себя комфортно. Была полна желания оставить позади свои терзания и вступить в реальность незамутнённого счастья, найти равновесие и согласие, оставаясь в таком состоянии бесконечно. Я была готова к истине и мудрости и обладала смелостью быть честной перед собой. Быть непредубеждённой и видеть вещи такими, какие они есть, поддерживать позитивный подход — всё это помогло мне избавиться от внутреннего дискомфорта и продолжать идти вперёд.

Получив сполна дозу назойливого несчастья, я перестала огорчаться по поводу своего развода. Я поставила целью сделать свою жизнь плодотворной, придерживаясь здорового образа жизни и ставя превыше всего спокойствие. Я также была намерена меньше обращать внимания на то, что думают обо мне другие. Если они говорили какие-то негативные вещи, я их игнорировала. Но если они говорили что-либо ободряющее, я была рада прислушаться.

Слова, которые мы говорим друг другу, поистине имеют значение. Когда я общаюсь с другими людьми, я стараюсь обмениваться информацией, которая может их вдохновить и поддержать, использую добрые слова, сосредотачиваюсь на признательности, распространяю хорошие новости и приятные истории, провожу время наиболее интересным образом и хочу, чтобы меня окружали люди с подобными запросами и такой же повесткой дня. Я также говорю о том, как улучшить здоровье и благополучие, достичь душевного равновесия, найти любимое хобби и думать хорошо о себе и других. И чем больше двигаюсь в этом направлении, тем меньше вещей огорчают меня, и тем спокойнее я становлюсь и меньше реагирую на дурное. Несчастье постепенно отступает, и дружелюбная реальность становится ближе.

Избавиться от дискомфорта может быть нелегко, но это возможно, настроиться на радость и оставаться позитивной. Когда я гляжу на положительную сторону жизни, я становлюсь более рассудительной и выбираю лучшее направление по дороге в красивое будущее.

Взвешивание всех «за» и «против» несчастья и счастья поможет нам прийти к более мудрым решениям. То, как мы используем наши воззрения, мысли, слова и образы, влияет на наш выбор и помогает сделать плавный переход к более радостной жизни. Чему мы отдаём предпочтение — несчастью или счастью, именно то мы и получаем. Это наш выбор. Мы получаем то, что выбрали. Решение должно быть существенно лёгкое, потому что, сделав правильный выбор, мы всегда лучше себя чувствуем.

Я узнала о многом непростым путём и могу сказать, что перемены поначалу вызывают сомнения, потом сбивают с толку, но в конце концов вознаграждают. Как только поймёшь, что счастье — это внутренний комфорт, это нечто, что создаётся в данный момент, приходит знание, как сохранить его на долгие времена.

Жить осознанно — это прекрасный способ наслаждаться пребыванием в этом красивом мире, культивируя в себе позитивное, присутствуя в том, что делаем, обретая радость и спокойствие.

Осознанная жизнь

Осознанность — это энергия пребывания в данный момент осведомлённым и внимательным. Это продолжающаяся практика глубокого проникновения в жизнь, в каждый момент повседневности. Стремиться к осознанности, значит быть подлинно живым, присутствующим и близким к тем, кто вокруг вас, и к тому, что они делают. Через осознанность мы учимся жить в данный момент вместо того, чтобы переноситься в прошлое или в будущее. Пребывание в настоящем — это единственный путь действительно устанавливать безмятежность в самом себе и в мире.

Тхить Нят Хань

Я пытаюсь размышлять над этими чудесными словами, полными мудрости, и над тем, как сделать для себя каждый день более осмысленным.

Когда я окружена очаровательной энергией осознанности и спокойствия, всё представляется мирным и приятным. Я расслабляюсь. Я чувствую себя хорошо, и мне это нравится. Нет нужды омрачать моё нынешнее наслаждение жизнью мыслями и заботами о прошлом и будущем. Нет ничего дороже, чем быть здесь и сейчас, в настоящем времени. Я люблю такие моменты хорошего самочувствия. Есть сладость в том, чтобы пребывать в таком состоянии.

И вот вам моё предложение. Лишь на минуту сдвиньте перспективу и постарайтесь увидеть свою жизнь в этот день протекающей в более медленном темпе, когда больше времени уделяется вещам, которые значат для вас больше всего. Вообразите себя удовлетворёнными и безмятежными. Представьте, что эмоциональное и духовное благополучие — это ваш наивысший приоритет. Сместите своё внимание к этому. Немедленным результатом осознанности будет то, что вы ощутите в себе больше спокойствия. Жизнь заслуживает благодарности за такие драгоценные моменты.

Осознанная жизнь — это ключ к миру и счастью. Это поможет нам воздавать должное красоте текущего момента. Это поможет нам устанавливать связь с нашим внутренним «я» и достигать спокойствия. Это также открывает двери к нашим затаённым желаниям и потребностям. Состояние осознанности и радости может быть достигнуто с лёгкостью.

Фантастические преимущества осознанности включают следующее:
- лучшая поддержка хорошего состояния здоровья;.
- снижение уровня стресса;
- больше душевного спокойствия;
- улучшенный сон;

- меньше реакций и осуждений;
- лучшее принятие решений;
- больше продуктивности в повседневной жизни;
- обострение ясности ума;
- меньше ощущений одиночества;
- улучшение настроения;
- лучшее понимание своих мыслей и чувств;
- более здоровое питание;
- больше мотивации к упражнениям;
- повышенный интерес к жизни.

Осознанность означает брать на себя ответственность за то, что мы говорим, думаем и делаем. Проявление осознанности — это фундамент для счастья.

Когда я познакомилась с идеей осознанной жизни, я решила применить её к себе. Сейчас я стараюсь сфокусировать момент за моментом и сосредоточиться на себе. Стараюсь выполнять свои ежедневные действия осмысленно, одно за другим. Я делаю это, когда вспоминаю об этом. Не подталкиваю себя. Просто этим наслаждаюсь. Это быстро улучшает моё настроение и вознаграждает меня долго действующими положительными результатами.

По мере всё большей осознанности новая реальность становилась моим стилем жизни. Например, когда я сталкиваюсь с неприятной ситуацией, то делаю паузу и задумываюсь, вместо того чтобы реагировать в негативном духе. Это вызывает у меня желание взаимодействовать доброжелательно с окружающими и лучше думать о себе. В течение дня я поступаю более разумно, когда приходится выбирать, что есть, как передвигаться и когда сделать перерыв. Это особенно полезно в ситуациях, когда уровень стресса высок.

Я много размышляла об осознанной жизни. Жить осознанно и поддерживать в себе энергию радости — это духовность в действии. Мы всегда можем выбрать наиболее подходящий нам путь к духовному развитию и включать различные практики благодарности и общение с природой.

Если мы проделаем эту персональную работу по сосредоточению на текущем моменте, то будем приятно удивлены и вознаграждены хорошим здоровьем и душевным равновесием. Мы можем жить осознанно и чувствовать себя комфортно каждый день.

И разные виды деятельности — вроде прогулки или приготовления пищи — могут выполняться осознанно. Одним из способов достижения осознанности является медитация — духовная практика, предполагающая фокусирование на определённой мысли или предмете или просто прислушивание к звукам природы. Буддисты говорят об этом и практикуют медитацию на протяжении тысячелетий. Их техники учат нас тому, как достигать мира и эмоционального спокойствия. Нет необходимости становиться отшельником или отправляться в монастырь, чтобы научиться делать это правильно. Однако это отличная идея ознакомиться с различными техниками медитации, прибегнув к помощи профессионалов. Это всегда доступно, и можно начать практиковать немедленно. Требуется лишь наше намерение и желание верить в благотворность этого, делать это с удовольствием и уделять внимание текущему моменту. Направление нашего внимания — это наша ответственность.

Мы можем начать практиковать медитацию в любом возрасте и делать это в любой обстановке. Многие люди обращаются к этому, чтобы смягчить стресс и успокоить душу. Мы можем исследовать разные способы медитации и найти то, что нам ближе всего.

Медитация может улучшить наше душевное здоровье. Многие люди жалуются на депрессию или нервозность. Это обычные проблемы здоровья. Депрессия жалит нас, когда мы предаёмся размышлениям о прошлом. Беспокойство посещает нас, когда мы тревожимся о будущем. Душевное здоровье, равновесие и спокойствие духа нежно обнимает нас и приносят утешение, когда мы остаёмся в настоящем.

Когда мы в настоящем, нечего бояться и не о чем беспокоиться. Мы можем только молчать и наслаждаться мгновением. Спокойствие текущего момента стирает тревогу и депрессию. Медитация — это натуральная терапия, и может быть полезной в лечении этих обоих состояний. Она способна естественным путём восстанавливать спокойное и безмятежное состояние духа и поддерживать хорошее здоровье.

Медитация может благотворно сказаться и в других случаях, но нужно всегда проконсультироваться с врачом.

Пятиминутная медитация

Спокойному духу покоряется вся вселенная.

Лао Цзы

Несколько минут медитации — это всё, что требуется, чтобы вернуть равновесие. Несколько сеансов от одной до пяти минут в течение дня помогут нам обрести ощущение покоя. Мы делаем паузу, дышим и наслаждаемся настоящим моментом. Мы вглядываемся внутрь себя, уделяем безраздельное внимание каждому моменту и нашим мыслям и ощущениям. Чтобы осознать данный момент, лишь скажи себе: «Я именно здесь и сейчас». Соедини себя на самом деле с текущим моментом. Почувствуй всё своё тело, почувствуй, как ты стоишь на земле и поблагодари за то, что ты здесь.

Медитация должна выполняться применительно к вашим индивидуальным предпочтениям, чтобы получить от неё все её преимущества. Один раз в день — это хорошо, но три раза в день — оптимально, проверяя себя, что вы находитесь в осознанности. Сделайте это приятным занятием.

Попробуйте эти подсказки в сессии медитации. Отключите свой телефон и отложите его в сторону. Сядьте в удобной позе и закройте глаза. Будьте неподвижны и будьте собраны. Вдыхайте и выдыхайте и уделяйте внимание только своему дыханию. Если ваш ум блуждает, соберитесь и вернитесь обратно к дыханию.

Или постарайтесь повторять слово или фразу, или позитивное утверждение, которое вам нравится, или сконцентрируйтесь на каком-то прекрасном образе. Вы можете также считать от одного до десяти и в обратном порядке. Когда медитация закончена, не спешите и наслаждайтесь сегодняшним днём.

Практиковать внимательность, уделять время на свои чувства, эмоции и сознательно работать над тем, чтобы присутствовать в настоящем моменте. Это поможет достичь состояния спокойствия и равновесия и уменьшить умственную разноголосицу.

Действительно ли вы слышали звуки моря? Однажды я сидела на скалах на берегу океана и старалась сосредоточиться на звуках набегающих и откатывающихся волн, ощущая запах свежего и солёного воздуха. Путь к красоте, подлинному миру и счастью состоит в том, чтобы созерцать и наслаждаться покоем и радостью в данное мгновение. Это мгновение и есть наша жизнь. Совершенное растворение в нём вызывает необыкновенное чувство. Нет лучшей возможности испытать сладчайший момент, чем ощущение того, что происходит ЗДЕСЬ и СЕЙЧАС.

Думали ли вы когда-либо о преимуществах осознанности?

Глава 2

Общие размышления относительно благодарности

Научись быть благодарным за то, что у тебя уже есть, продолжая стремиться к тому, чего ты хочешь.

Джим Рон

Дневник благодарности

Ловили ли вы себя недавно на негативных размышлениях? Если ответ «да», это определённо значит, что самое время начать дневник благодарности. Так много на свете вещей, за которые стоит благодарить. Почему же мы не живём жизнью, полной благодарности? Чувство признательности может привести к блестящему здоровью и приятному настроению. Чувствуя себя благодарным за то, что мы уже имеем, помогает нам достигнуть ясности относительно себя и наших ситуаций, неважно, хороши ли они или далеки от идеала. Вести дневник благодарности может оказаться полезным в том случае, когда мы хотим понять наше эмоциональное и физическое «я». Сконцентрируйтесь на том, кто вы есть, и почувствуйте, что вам хорошо от того, кто вы есть, и всё остальное встанет на своё место.

Чувство благодарности для нас благотворно. Его польза включает улучшение сна, настроения, равновесие, признательность по отношению к себе и другим, здоровье, общение, намерения и планы. Мы можем получить больше удовлетворённости жизнью и больше оптимизма.

Записи для самовыражения тренируют позитивное мышление и помогают нам организовать наши мысли и эмоции, прояснить разум и найти смысл и радость в любом опыте жизни. Они также помогают стать здоровее, счастливее и энергичнее.

Ведение дневника вполне подходит для меня, другие могут предпочесть поделиться своей благодарностью с другом через текстирование, электронную почту или иные способы коммуникации. Благодарность также является важной темой для бесед с друзьями, которые идут аналогичным путём. Разговор о благодарности может обратить любую беседу в интересную дискуссию и в более позитивное пространство. Ведь когда мы говорим о чём-то хорошем, это всегда позволяет нам чувствовать себя бодрее и здоровее. Это требует минимальных усилий, но максимально вознаграждает.

Когда я веду дневник, я стараюсь расслабиться и настроиться позитивно. Я продвигаюсь в подходящем для себя темпе. Записываю всё, что думаю и чувствую. Приносят ли мне эти мысли комфорт или дискомфорт? Что случилось сегодня? Какие чувства это у меня вызывает?

Записывать свои мысли — занятие благодарное во многих отношениях. Подробное описание собственной жизни позволяет лучше понимать её, извлекать уроки и делать её лучше. Это огромное подспорье, чтобы лучше узнать себя. И если есть что-то, о чём необходимо высказаться, чтобы стало легче на душе, это тоже подходящий случай.

Приняв во внимание все эти явные преимущества, я решила уделить тридцать дней дневнику, чтобы найти свой собственный стиль выражения благодарности. Я наслаждалась этой затеей. Я ощутила способность формировать или изменять любую привычку, какая только ни приходила мне в голову. Развивать ежедневную привычку ведения дневника оказалось делом простым, приносящим удовольствие и интересным.

По мере того, как я практиковалась в благодарности, я осознавала, какое хорошее влияние это может оказывать. Я прекратила принимать вещи, как что-то, что даётся в руки само собой. Я почувствовала себя спокойнее и более прочно стоящей на ногах в настоящем. Дневник благодарности позволяет мне очиститься от невежества, осознавать свои поступки и планировать наперёд, и это волнует, облегчает и улучшает качество жизни.

Благодарность определённо имеет эффект бумеранга: волны добра, которые мы излучаем, всегда к нам возвращаются. Я поистине верю в поговорку: «Вы получаете то, что посылаете». Имейте это в виду, и, возможно, вы сочтёте, что сейчас самое для вас подходящее время выработать привычку быть благодарным. Небольшие изменения в образе жизни, ставшие привычкой, могут вызвать большие перемены. К примеру, свежевыжатый морковный сок в высшей степени питательный. Регулярные физические упражнения дают живительную силу. Вошедшая в привычку благодарность благотворна физически и эмоционально.

Моя история

Если вы хотите, чтобы вещи складывались иначе, может быть, ответ в том, чтобы самому стать другим.

Норман Винсент Пил

Я помню время, когда была менее благодарной. Я была озабочена жалобами, обвинениями, оправданиями и сплетнями. Дневник благодарности научил меня пользоваться лучшим лексиконом, подчёркивать свою признательность жизни и видеть радость и красоту повсюду, где бы я ни была. Постепенно я стала всё меньше размышлять о негативном благодаря тому, что выработала в себе более положительный и благодарный взгляд на жизнь.

Начала воспринимать всё и всех, с кем встречалась, с благодарностью и уважением. Каждое утро записывала от пяти до восьми вещей, за которые я была благодарна, и думала о них по минуте или дольше. Так мне было легче начинать день с улыбкой. Поначалу я испытывала благодарность за простые вещи, вроде хорошей погоды, утренней чашки кофе, здоровой еды, удобных простыней, освежающего душа, жидкого мыла с приятным и свежим запахом, разноцветных полотенец, уютного халата, и людей, которые были добры ко мне. Но особенное чувство благодарности я испытывала за хорошее состояние здоровья. Мой список становился всё более длинным и более детальным по мере того, как я продолжала практиковать эту чудесную и волнующую технику.

В моей жизни я встречала разных людей, и возникали разные ситуации. Это была хорошая возможность наблюдать себя и свою семью, друзей и разных других людей. В тот момент, когда я начала лучше понимать себя, я также начала лучше понимать других и отдавать им должное.

Знакомясь с представлениями и мнениями других людей, я имела возможность видеть большой контраст между пессимистами и оптимистами. Оптимизм и пессимизм — это разные стили мышления. И тот, и другой легко поддаются определению. Эти стили могут изменяться. Что отделяет оптимистичных людей от пессимистичных, так это то, как они интерпретируют жизненные обстоятельства и действуют в разных ситуациях. Некоторые из моих друзей пессимисты. У них негативные воззрения. Они научили меня, как не быть такими, как они. Когда они делились своими мнениями, они могли обескуражить меня и даже развеять мои мечты. Я решила держать мои мечты и планы при себе и защищать границы, которые я для себя очертила. Я пришла к своего рода надёжной защите, повторяя: «Я в прекрасном настроении и намерена его сохранять».

Позитивные верования порождают оптимизм, который переплетается с тем, как мы видим себя и мир вокруг нас. Оптимизм — это чувство спокойствия относительно своего будущего, ожидание положительного исхода, который наверняка приведёт к успеху. Когда оптимисты сталкиваются с трудностями в жизни, у них больше шансов с ними справиться.

Согласно Закону Притяжения, если мы думаем в оптимистическом духе, то притягиваем к себе больше оптимизма и радости.

У моих оптимистичных друзей позитивные воззрения. Они ищут положительное в любой ситуации. Они научили меня, как этого достигнуть, и это делало меня счастливее, и это мне нравилось. Я задавалась вопросом: «Как насчёт того, чтобы, будучи более оптимистичной, сделать это замечательной привычкой и стать вечной оптимисткой»?

Это было подходящее время, чтобы выбрать, на чьей ты стороне. Я выбираю позитив. И в то же самое время я понимала, что потребуются усилия, чтобы лучше осознать собственные мысли и позиции. Я также понимала, что вся ответственность за мои рассуждения и ответы лежит именно на мне.

Всегда могут случаться какие-то неприятные ситуации, но я в состоянии решить, как на них ответить. Я всегда могу найти позитивную сторону в любой ситуации и двигаться в этом направлении. Это всегда только мой выбор — то ли сделать шаг в сторону негатива и потерять понапрасну своё драгоценное время и энергию, то ли шагнуть на положительную территорию и научиться, как остаться там навсегда. Во всём есть светлая сторона. Нужно только захотеть её увидеть.

Было очень интересно наблюдать вокруг себя человеческое общение, и мне было любопытно различать, кто из этих людей наделён способностью быть благодарным больше, а кто меньше, и к какой категории принадлежу я. И хотя я думала, что нахожусь на позитивной стороне, к моему удивлению, обнаружила в себе тенденцию к негативизму и пессимизму. Я могла ясно видеть, что преобладающее настроение было также негативное. Люди часто пользовались неприятным лексиконом. У слов есть последствия. Они как маленькие бумеранги. Каждое слово, которое мы произносим, вызывает вибрации и рано или поздно возвращается к нам.

Из того, что я видела, для меня становилось ясно, что менее благодарные люди озабочены жалобами, отговорками, неверием, сомнениями, негативными новостями и сплетнями. В то время я была такой же, но у меня было намерение стать другой.

Осознав, что пользуюсь таким же языком, каким говорят менее благодарные люди, я решила изменить свою манеру говорить и прибегать к более тёплым, ободряющим словам. Я посоветовала самой себе сознательно создать для себя более приятный лексикон. Так много существует приятных прилагательных. Почему же не использовать их и не играть с ними почаще? Теперь я всегда помню, что нет ничего слаще, чем слышать тёплые, милые и вдохновляющие разговоры.

Я обратила внимание на то, чтобы говорить так, как это делают более благодарные люди. Они пользуются языком, в котором упор делается на путешествия, подарки, радость, изобилие, моду, благополучие и здоровье.

Они говорят, например: «Я так счастлив. Я хочу записаться в класс йоги и провести своё время достойным и здоровым образом. Это отличная возможность для меня наслаждаться и продвигаться вперёд». Их намерения и слова позитивны и конструктивны.

Постепенно я осознала, что стремлюсь найти в жизни новые вещи, которые заслуживают признательности. И стала как можно чаще пользоваться этой техникой, доставлявшей мне удовольствие. Когда миновали тридцать дней, я не хотела уже останавливаться. Теперь благодарные записи в дневнике — часть моей жизни. Дневник благодарности — это замечательный инструмент для того, чтобы обнаружить свою внутреннюю силу и быть с ней в согласии. Я справляюсь с разными ситуациями, осознавая, чего хочу, испытывая признательность к людям, которые существуют в моей жизни, благодарю их за хорошее отношение ко мне, и анализируя свои мысли, оставляю только те, что способны меня вдохновить.

Что бы ни происходило, хорошее или плохое, я всегда принимаю это с позиции благодарности. Время, которое я провожу с дневником, помогает мне стать более благодарной, позитивной и способной прощать. Добрые эмоции гонят прочь негативизм. Я всегда могу обратить менее благодарный подход в более благодарный, исключительно позитивный.

Мои друзья были поражены, когда услышали мои бодрые разговоры. Затем у них появилось желание последовать моему примеру. Позитивность заразительна. Они спрашивали, что я делала и какова была моя стратегия. И я отвечала с гордостью, что это всё мой дневник благодарности.

Для меня благодарность означает видеть во всём счастливую сторону и быть признательной за это. Быть благодарным — всё равно, что иметь хорошее здоровье и наслаждаться изобилием. Это усиливает ощущение радости. В начале каждого дня я предвкушаю благодарность и доброту. Благодарность приносит магию. Волшебный день переходит в волшебный месяц и в волшебный год. Приятно замечать вокруг себя красоту, которая ласкает взгляд и наполняет душу благодарностью и позитивным настроением.

Кстати, о красоте. Однажды в поисках прекрасного я прочитала статью о силе цвета. Неудивительно, что семь волнующих цветов радуги всегда очаровывали меня. Я верю, что цвета могут разговаривать с нами, посылая различные сообщения и делая нас счастливее.

Я люблю заходить в цветочные магазины или любоваться их прелестными витринами. При этом словно лавина ярких цветов отвлекает меня от хлопотливого дня и наполняет мою душу новыми и приятными ощущениями. Это срабатывает будто волшебство. Всего несколько минут цветовой терапии, и я оказываюсь в другом мире — в мире абсолютной красоты, и моё настроение становится значительно лучше.

Я узнала из той статьи, что у каждого цвета есть уникальные свойства. К примеру, красный мотивирует и стимулирует и даёт нам поддержку в осуществлении мечты. Он противодействует негативному мышлению. Красная пища увеличивает нашу жизненную силу.

Каждую неделю я даю себе различные задания. Например, в одну неделю я стараюсь подмечать, где только можно, красный цвет: вот у кого-то в руках красная сумочка, вот кто-то ведёт красный автомобиль, красные цветы, красные фрукты и овощи. Мне доставляют удовольствие все цвета, но в эту неделю я отдаю особое предпочтение красному. Я люблю смотреть на красное и носить красное, как если бы я стремилась впитать в себя все достоинства именно этого цвета. Когда я делаю это, я лучше себя чувствую и ощущаю прилив энергии. Простые вещи доставляют много удовольствия.

Другую неделю я посвящу тому, что буду подмечать оранжевое — цвет счастья и удовлетворённости. Оранжевый — это естественный антидепрессант, он порождает оптимизм и мотивацию. Я отмечу оранжевые цветы, фрукты и овощи. Я включу в свой гардероб одежду оранжевого цвета. Это для меня смелое решение, но я начну с аксессуаров.

Когда я общаюсь с людьми, стараюсь обращаться с ними с огромным уважением и выражать свою признательность каждый день и быть при этом конкретной. Например: «Благодарю, что в эту неделю выгуляли мою собаку. Благодарю за то, что вы такой внимательный помощник. Благодарю за работу по переделке моего дома». Такой подход меня устраивает. Он приносит спокойствие и удовольствие. Когда вы благодарны кому-либо, вы распространяете добрую энергию. Люди это чувствуют и отвечают позитивно. Не удивляйтесь, если добрые импульсы возвращаются к вам. Приветствуйте их. Вы также всегда можете проявлять благодарность такими способами, какие имеют для вас смысл.

Ещё одной задачей может стать поиск чудесных фотографий или видео, на которых запечатлены котята, щенки, природа. Вы можете также смотреть по телевизору романтические комедии или программы, посвящённые спорту, истории, путешествиям. Годится всё, что приглашает нас улыбнуться. Чем больше видов деятельности мы пробуем, тем мы становимся более благодарными. Я испытываю удовольствие, исследуя чудеса этого прекрасного мира, в котором мы живём, и шагаю, испытывая благодарность за каждый удачный день.

Нет никакого сомнения в том, что приобретённая привычка благодарить ведёт к более радостной и наполненной жизни. Можно легко этого достигнуть, прибегнув к 30-дневному эксперименту с дневником, запечатлевающим жизнь, в которой больше благодарности. Вы можете практиковать благодарность, и вы станете с каждым днём всё более и более удовлетворёнными. Получайте удовольствие от того, что делаете что-то хорошее для себя и для других, что всегда настраивает на добрый лад.

Если вы хотите здоровья, будьте благодарны за здоровье, которое у вас есть в данный момент. Если вы пожелали быть счастливыми, будьте благодарны за всё, что приносит вам счастье в эту минуту. Ищите поводы радоваться. Делайте добро близким, дарите подарки и хорошее настроение вокруг. Будьте щедрыми на благодарность. Будьте всегда позитивно настроенными. Распознайте свою индивидуальность, радуйтесь ей, и изучите лучше свои потребности. И скоро вы узнаете, что истощает и что усиливает вашу энергию.

Направляйте своё внимание на свои планы, думая о хорошем. Вносите новшества в вашу повседневность и мечтайте о будущем в духе радости и приключений. Здоровье, счастье, благодарность и позитивность вполне достижимы для вас и только ждут, чтобы вы их для себя открыли.

Философские вопросы

> Наша жизнь формируется разумом;
> Мы становимся тем, о чём мы думаем.
>
> **Будда**

Школа Практической Философии была большой частью моего дневника, обучения и роста. Она оказала огромное влияние на мою веру в себя. Я безоговорочно полюбила тёплую атмосферу школы. Я всё ещё ощущаю её благотворное влияние.

Меня привёл в школу знакомый. Там были интересные лекции, приятное кафе и книжный магазин, где я могла общаться с другими людьми, которые тоже увлекались философией. Думаю, что нам сейчас больше, чем когда-либо, необходимо уделять внимание философии. Многие философы и духовные наставники говорили о силе благодарности и счастья. Великие философы Востока и Запада учили, что счастье внутри каждого из нас.

Так как же мы можем достичь его? Мы обсуждали это и другие кардинальные вопросы, с которыми сталкивается любое человеческое существо. Какой образ жизни обеспечивает максимум счастья? Ответ у нас внутри. Мы должны разобраться в этом сами, но философия наверняка приведёт нас к этому ответу.

Я прошла вступительный курс, чтобы попытаться узнать больше. Были темы для изучения, возможность попрактиковаться и тексты для обзоров. Классы вызывали вдохновение. Это был очень интересный и волнующий процесс, который вёл к открытию самой себя и обогащению самой себя, а также к встречам и общению с единомышленниками. Курс показал мне, какими значительными и полезными были философские идеи. Они работали в прошлом, сохраняют свою действенность в настоящем и будут работать в будущем. Это знание на все времена. Я очень благодарна за то, что могла изучить эти глубокие идеи и использовать их на практике в моей повседневной жизни.

Когда я читала сделанные в классе заметки, озаглавленные «Зачем изучать философию?», я узнала, что когда какие-то стороны жизни кажутся смутными, изучение философии приносит ясность и указывает направление, особенно когда речь идёт о том, с чем мы постоянно боремся. Философия создана для того, чтобы помочь нам лучше понимать наши мысли и действия и воспринимать вещи такими, какими они являются в действительности. Я также узнала глубокое изречение Сократа: «Неосмысленная жизнь не стоит того, чтобы её прожить».

Даже после того, как я приобрела некоторую мудрость из Школы Практической Философии, я ещё не была готова действовать в соответствии с этим знанием. Время пришло год спустя. У меня возникло сильное желание переосмыслить свою жизнь и тщательно её исследовать.

Затем я приступила к той части моей духовной практики, которая имела отношение к благодарности. Попыталась заменить прежний способ мышления новым — стремлением измениться к лучшему, быть благодарной и позитивной во всём.

На чём вы фокусируетесь, то и получаете. Я верю, что мы — духовные существа в материальном мире. Каждый из нас появляется на свет с собственной «повесткой дня»; я испытывала естественное любопытство по поводу того, что представляет собой моя. Духовность — это медленный, но восхитительный процесс. Благодарность стала моим образом духовности, моим союзником и моей спутницей; она сопровождает меня повсюду, куда бы я ни направлялась, и обнаруживает многое в моей истинной натуре.

Мой духовный поиск продолжает оставаться направленным на то, чтобы лучше и глубже познать себя. Я стала также испытывать больше интереса к другим людям и больше сочувствия к ним.

Философия снабжает инструментами, которыми я могу пользоваться, и даёт мне много такого, о чём стоит подумать. Существуют ключевые пункты для изучения:
- что такое мудрость;
- какими качествами отличается мудрый мужчина или мудрая женщина;
- как мы можем стать более внимательными в нашей жизни.

Одним из инструментов, который я приобрела, является следующая медитация:

Буддистская медитация о Прощении для Себя и для Других

От всего сердца я прощаю тебя за всё, что бы ты ни сделал, намеренно или случайно.

Пусть ты будешь счастлив, свободен от заблуждений, и постигай себя и мир.

Пожалуйста, прости меня за всё, что бы я ни делала намеренно или случайно. Давайте откроем наши сердца и разум, чтобы соединиться в любви и взаимопонимании.

Прощение: новый старт

> Истинное прощение — это когда ты можешь сказать: «Спасибо тебе за этот опыт.
>
> **Опра Уинфри**

Прелесть самоанализа в том, что он ведёт нас от одной ступени к другой и от одной проблемы к другой бережно, постепенно и последовательно. Желание внести больше позитивности в мою жизнь привело меня к ведению дневника благодарности. Что, в свою очередь, привело к проблеме прощения. Она вышла на поверхность именно благодаря дневнику благодарности, который помог освежить мой разум и обнаружить нерешённые проблемы. Вначале я сопротивлялась идее прощения, но дневник благодарности подготовил меня к этому процессу.

Преимущества прощения огромны. Они включают эмоциональное исцеление и ощущение лёгкости. Я была готова учиться прощать, чтобы обрести способность начинать заново и чувствовать себя свободной следовать своим мыслям с обновлённой и усиленной энергией.

Новое начало — это когда мы прощаем полностью и безоговорочно, сердцем и разумом. В этом случае мы можем трансформировать свою жизнь, используя прощение; можем поправить своё здоровье, работу, отношения и достичь достойного качества жизни.

Мы можем оставить в прошлом эмоциональные страдания и потери, вину, обиды, претензии, подавленность, тоску, боль, возмущение и ненависть. Всё это временные чувства, которые можно повернуть вспять. Прежде я была переполнена прошлым, лелеяла старые эмоции и травмы, лишая себя прелести текущего момента. Таким образом, я обрела сильное желание стать открытой для новой информации и новых мыслей.

Я была одержима мыслью о необходимости расстаться с болезненным прошлым. Но мне не нужно было глубоко копаться в себе в поисках этих неприятных эмоций и ситуаций. Они были прямо передо мной и как будто звали: «Обрати внимание».

Я поймала себя на мысли, что думаю о моей любимой бабушке и вспоминаю её мудрые слова: «Если кто-то причиняет тебе боль, никогда не делай того же самого в ответ ему или ей. Сделай что-нибудь доброе для этого человека. Дай людям, которые причинили тебе боль, второй шанс». Это высказывание ведёт меня через всю мою жизнь, и я глубоко убеждена, что это работает. Это научило меня любви, доброте и сопереживанию.

Я также поймала себя на мысли о том, как лучше понять себя и оставаться в ладу с самой собой, признавая при этом, что всё ещё испытываю дискомфорт, и что болезненные воспоминания продолжают жалить меня, когда я думаю о них. Иногда я чувствовала себя грустной и расстроенной. Я не хотела преодолевать боль или избавляться от неё, от эмоциональных ран и от вероятности страдать вновь. Но в то же время я не хотела отгораживаться от нового опыта и новых людей, от всего доброго и прекрасного, что предлагает жизнь. Я стремилась быть способной принимать жизнь такой, какая она есть, прощать себя и других, перестать говорить и думать о том неприятном, что случилось в давние времена, не давать этому причинять боль, освободиться от этого и двигаться дальше.

Я прежде считала, что бередить старые травмы и неприятные воспоминания — это пустая трата времени и энергии. Я и сейчас продолжаю думать, что это так и есть. Но чтобы избавиться от прошлого, я должна была настроиться соответственно и полностью простить всех, включая себя. Постараться простить своих обидчиков и попросить прощения у обиженных. Оглянуться назад, исправить те ошибки, которые я совершила в прошлом. Должна была в последний раз пройти через все эти воспоминания и отпустить эмоции, которые были связаны с ними, и оставить их в прошлом. Я могу изменить свои позиции, представления и мысли относительно прошлого. И после этого смогу двигаться вперёд и жить жизнью, полной радости.

Иногда я думаю, что это было неумно и неуместно упрекать себя сегодня за то, что когда-то причиняло мне боль, или что моя негативная реакция приносила мне самой вред. Размышление о каком-то прошлом разговоре воспламеняет память и ведёт в ошибочном направлении. У меня два выбора: оставаться в прошлом, грустить и продолжать ныть и искать оправдания или привести прошлое в порядок и наслаждаться настоящим.

Сейчас я в состоянии сделать всё, что могу, чтобы починить то, что было сломано, используя инструменты, о которых говорила раньше, такие, как ведение дневника благодарности и прощение. Это очень полезные техники, и они могут применяться для различных целей.

Для меня было своевременно создать ритуал, имеющий целью сказать «прощай» моей внутренней боли, очистить разум от негативных мыслей и удалить эмоциональный мусор из моей системы. Я приобрела способность выражать свои самые затаённые мысли и чувства относительно какой-то ситуации. Я научилась также исследовать свои скрытые желания и видеть вещи под разными углами.

Прощай, и ты будешь прощён. И я продолжала практиковать этот процесс самопрощения, когда я извиняла себя за обвинения других в том, что они обращаются со мной не так, как подобает, плохо думала о людях и говорила в их адрес обидные слова. Каждый раз, когда всплывали болезненные воспоминания, я испытывала жалость к себе. Но затем останавливала себя и направляла мысли на то хорошее, что могла извлечь из своего опыта и представляла себе, как это меняет ситуацию к лучшему. Это могло быть что-то, что я узнала, и что научило меня никогда больше не вести себя таким образом. Это могло быть что-то, что привело меня к развитию в себе новых и достойных качеств. Моё прошлое помогло мне понять, как я стала такой, какой являюсь сегодня. Это были важные жизненные уроки, на которых следовало учиться. Я благодарна за это и храню только хорошие воспоминания.

Я прощаю за ошибки, слабости и невежество, прежде всего, себя, затем прощаю других людей. Все мы имеем недостатки и несовершенства и чувствуем себя виноватыми. Но мы всегда можем признаться в своих слабостях и счесть их заслуживающими прощения.

После того, как я прощаю себя, я составляю список людей, которых хотела бы простить за что-то, что они сделали мне или чего не сделали. Я пишу на листе бумаги все детали и выражаю свои чувства по поводу каждого человека и ситуации. Это заставляет меня вновь переживать эмоции, которые испытала прежде. Затем читаю этот список вслух и говорю:

«Я прощаю этого человека за то-то и то-то. Сейчас я понимаю, что в тот момент вы не знали, как поступить лучше. Я прощаю себя за то, что реагировала неадекватно. Тогда я также не знала, как поступить лучше. Мы оба делали то, что могли.

Я принимаю вас таким, какой вы есть. Может быть, вы хотели меня уберечь. Может быть, этот опыт был необходим, чтобы изменить нас и подтолкнуть в правильном направлении. Может быть, он помог узнать что-то и изменить нашу точку зрения. Может быть, была причина для такого поведения, о которой я не знаю».

Много таких «может быть» появляется по мере того, как я оцениваю ситуацию и начинаю понимать её лучше. Затем сжигаю этот лист бумаги и освобождаюсь от прошлого.

Когда я мысленно проигрываю вредоносную ситуацию, это вызывает на поверхность болезненные эмоции, её породившие. Это как если бы мой разум разговаривал со мной, превозмогая боль, потому что он жаждет достигнуть равновесия и гармонии. Когда я прощаю полностью и безоговорочно, слёзы текут по моему лицу. И я чувствую, как эмоционально очищаюсь. Я благодарна за этот момент прощения. Эмоциональная боль тает всё больше и больше каждый раз, когда я практикую прощение.

В прошлом по любому поводу я позволяла эмоциональной боли вторгаться в мою душу. Теперь научилась, как изгонять её и как справляться с ней в будущем (записи в мой дневник благодарности и разговоры с собой). Этот процесс исцеляет и очищает и оставляет меня свежей, обновлённой и свободной. Я представляю себе зрительно этих людей и ощущаю их доброту, благодарю их за опыт, вижу их счастливыми и желаю им всего лучшего.

Прощение помогает создать душевный покой, разблокировать пути к новым достижениям и принести больше радости и позитивности. Прощение освобождает и помогает чувствовать необычайную лёгкость. Используя этот простой метод, я постепенно создаю прощающее сердце, наполненное надеждой, любовью, добротой и сочувствием. Я становлюсь добрее и отзывчивее к себе и к другим.

То, что я научилась прощать, стало поворотным пунктом в моей жизни. Я перестала критиковать и судить себя и других и начала больше наслаждаться жизнью. Я принимаю себя такой, какая есть, со всеми моими достоинствами и недостатками, оставляя пространство для изменений, и принимаю других людей тоже такими, какие они есть. Я стала здоровее, более покладистой и более безмятежной. Могу сосредоточиться на том, что я хочу создать в своей жизни. Это — процесс исцеления. Сейчас я верю в то, что всё, что случилось в прошлом, имело предназначение — это было ради моего блага. Есть светлая сторона даже в самой неприятной ситуации. Я должна была разобраться в этом и сосредоточиться только на позитивном.

Мы сами создаём ситуации, в которых либо страдаем, либо радуемся. Научитесь прощать. Привыкайте к своему новому «я» — с восстановленными силами и готовностью начать всё заново. Оставайтесь верными своему подлинному и прекрасному «я».

Как может улучшиться ваша жизнь, если вы практикуете благодарность каждый день?

Глава 3

Общие размышления по поводу позитивности

Чтобы совершить позитивное действие, мы должны выработать в себе позитивное видение.

Далай Лама

Будь позитивным. Будь правдивым. Будь добрым.

Рой Беннетт

Эмоциональное наслаждение

Давайте сделаем наше существование веселее с помощью позитивности. Мы имели дело с негативом большую часть своей жизни, но всё ещё мечтаем о чудесной жизни, в которой всё просто, — о жизни с эмоциональным наслаждением. Эмоциональное наслаждение означает эмоциональное доверие. Мы может достичь его, познавая чувство позитивности, устраивая это поле позитивности вокруг себя, делая в нашем мировоззрении установку на то, чтобы быть счастливыми, и склоняясь к более приятной стороне жизни.

Почему бы нам не соблазниться реальностью чистой позитивности и не оставаться в ней? Мы нуждаемся в своего рода фундаменте, чтобы стоять на нём уверенно и комфортно, что и является доверием и позитивной позицией. Доверие к потоку жизни — это наилучший инструмент для того, чтобы располагать в жизни более широким выбором. А позитивная позиция — это чудесное качество: оно восстанавливает нашу жизненность и помогает нам чувствовать себя легче, свободнее, комфортнее.

Когда мы думаем позитивно, это означает, что мы верим в мироздание, и все наши будущие события выстраиваются наиболее приятным образом. Когда наши верования добры и крепки, они ведут нас прямо к успеху, они показывают правильное направление. Я выбираю веру в то, что все мои желания сбудутся. Это только вопрос времени.

Что бы мы ни думали и во что бы ни верили, все осуществляется. Наша вера оказывает воздействие на наши чувства и поступки. Верования — это мысли, что то, в чём мы себя убедили, истинно. Наши верования возникают из того, что люди говорят нам в школе, в семье, в медиа. Они формируют ваш способ мыслить. Каков ваш способ мыслить? Вы можете узнать, изучив то, во что вы верите.

Многое может меняться к лучшему, когда мы верим в свою ценность и в добро и ожидаем, что добьёмся успеха. В этом случае мы будем располагать более обширным положительным опытом и чувствовать себя лучше. Сначала мы в добро верим, потом добро видим и чувствуем.

Мы склонны видеть вокруг себя отрицательное. Но если мы признаем, что позитивные аспекты существуют повсюду, даже в очень сложных ситуациях, то мы увидим мир под новым углом — под углом позитивности.

Позитивность — это верить в то, что грядёт. Доверие к жизни означает верить в свои внутренние ориентиры, устанавливать более глубокие отношения с собой, принимать естественный ход событий, людей и обстоятельства. Принимая всё это, мы сумеем выработать привычку к доверию. События есть события, люди есть люди, обстоятельства есть обстоятельства. Они вокруг нас, и мы не можем их изменить. Но мы можем наблюдать всё, сохраняя нейтралитет. Этот инструмент может быть использован искусно, так, чтобы мы в полной мере могли наслаждаться ежедневной жизнью.

Осознав это, я уже не чувствую необходимости с чем-то бороться, и это доверие и принятие всего таким, каким оно есть, оказывается совершенным и простым решением. Я даю отдых своему разуму. Я направляю своё безраздельное внимание на всё положительное, на абсолютное здоровье, заботу о себе, и жизнерадостность. Я вкладываю свою энергию в позитив и наслаждаюсь лёгкостью и комфортом. Это — самый естественный и приносящий счастье способ самореализации.

Если мы склонны к отрицательному, мы распространяем вокруг себя негативизм и создаём вокруг себя неблагоприятные ситуации. Когда мы сосредотачиваемся на положительном и насыщаем наши мысли красотой и добротой, мы создаём благоприятные ситуации. Это так просто.

Мы не можем в одно и то же время двигаться в двух совершенно различных мирах, в негативном и позитивном. Но мы должны выбрать лишь один из них. Помните, мы получаем то, что выбираем. Давайте сравнивать негативное и позитивное, и увидим, что нам принесёт больше благ.

Негативность равнозначна неуравновешенности, плохому здоровью, отсутствию энергии, страху, отговоркам, привычке принимать всё, как должное, низкому уровню самоуважения, спорам и дисгармонии. Когда мы в состоянии дисгармонии, мы становимся слабыми и восприимчивыми к негативным суждениям. Отрицательные эмоции, вроде гнева, порождают неуравновешенность и нездоровье.

Когда мы не уравновешены, наш сон, работа и эмоции не в порядке. Когда мы пререкаемся, мы обмениваемся отрицательными флюидами. Когда мы говорим о том, что негативно в наших ситуациях, или сплетничаем, мы отнюдь не улучшаем положение вещей. После просмотра негативных новостей, трудно обрести положительный настрой. Негативные мысли разрушают нас и заметно истощают нашу энергию. Они отравляют. Они причиняют нам боль. Но мы можем прекратить всё это, просто переключив наше внимание на позитив.

Позитивность — это ключевой фактор. Позитивность — это сила. Она наполняет нас уверенностью, что мы можем измениться в лучшую сторону. Она также дарует нам энергию, благополучие, благодарность, осмысленность, жизненную силу и любовь. Она приносит новизну и свежесть.

Позитивность равносильна равновесию и гармонии. Когда мы уравновешены, мы успешно работаем, крепко спим и хорошо себя чувствуем. Когда мы находимся в состоянии гармонии, нас ничто не беспокоит. Положительные мысли, слова и эмоции излечивают нас, повышают нашу жизнеспособность и приносят нам волшебные события. Позитивное, расслабленное и доверительное состояние помогает нам принимать верные решения и без усилий даёт нам то, чего мы хотим.

Позитивное отношение — это очень привлекательное качество. Когда мы в позитивном настроении, мы излучаем гармонию и добрые флюиды. Это создаёт вокруг нас достойную среду, в которой всё идёт хорошо. Мы имеем то, что требуется. Люди расположены к нам, они хотят к нам прислушиваться и быть в нашей чудесной и поднимающей настроение компании.

Важно работать в направлении позитивности и подняться над негативом. В каждой неприятной ситуации я всегда могу выбрать, занять ли мне позитивную или негативную позицию. Например, если кто-то говорит мне что-то, что причиняет боль, это может на какое-то время задержаться в моём сознании. Чьё-то плохое настроение может испортить мне весь день. Поскольку я реагирую на это и заостряю на этом внимание, получается, что кто-то управляет моей жизнью. Это нелепо и действует опустошающе.

Я вижу два варианта ответа. Первый: я реагирую, потому что мои эмоции приводятся в действие, и я начинаю запальчиво спорить, стараясь защищаться, и это ведёт в очень некомфортную зону, которая истощает мою энергию и крадёт моё время. Второй вариант: я не реагирую, я отстраняюсь от происходящего и спасаю тем самым мою драгоценную энергию и эмоции. Если сделаю паузу, это даст мне возможность выбрать, как я хочу ответить. Я выбираю второй путь, потому что я предпочитаю сделать свою жизнь простой, лёгкой и приносящей удовольствие, несмотря на любой дискомфорт.

Другая хорошая методика, которой я обучилась, заключается в том, чтобы сохранять нейтральную или безразличную позицию. Когда я наблюдаю спокойно, оставаясь нейтральной, я могу быстрее найти решение. Как только вижу какую-нибудь токсичную сцену, я ухожу. Если не могу уйти, я всё равно справляюсь хорошо, потому что остаюсь в пределах моей зоны комфорта. Я игнорирую любые негативные замечания. Я не позволю никому отговорить меня от моих целей. Что бы негативное ни происходило, всё это минует меня, не задевая.

Когда я верю в добро и позитив и надеюсь на лучшее, моя уверенность в себе и стойкость растёт. Я могу легче приспособиться к любой ситуации. Я могу изменить направление своих мыслей и быть в хорошем настроении и довольной тем, что имею. Самая лучшая привычка, которую стоит развить в себе, — это встречать всё, что происходит, в позитивном духе, с благодарностью и признательностью. Вспоминается мудрое высказывание Свами Рамы: «Не нужно менять жизнь, надо только изменить отношение к ней».

Если развивать в себе такой подход к жизни — пребывать в согласии и делать всё с хорошим настроем, это помогает необычайно. Я могу двигаться дальше, когда ничто не омрачает мой день, и я сосредотачиваюсь только на пути, который мне надо преодолеть. Чем больше я практикую это, тем более мне это нравится и тем легче даётся.

Зная, что позитивное отношение ведёт к позитивному жизненному опыту, я культивирую больше позитивности и использую для этого несколько способов: говорю в утвердительной манере, имею альбом желаний, источники вдохновения, вспоминая счастливые времена, поддерживая мысленный разговор с самой собой.

О ПОЛЬЗЕ АФФИРМАЦИЙ

Аффирмации — это позитивные утверждения, которые замещают старые, ненужные мысли новыми, полезными установками. Это помогает настроиться на лучшее, обрести гармонию и идти к своей цели. Это — способ настройки мышления на позитив. То, что вы видите в своём воображении и утверждаете, вы можете воплотить в жизнь. Некоторые аффирмации звучат так: «Каждый день я становлюсь здоровее и энергичнее», «Мой день проходит отлично», «Дела у меня идут великолепно», «Я в хорошем расположении духа».

Мы всегда можем начать с какого-то одного аспекта нашей жизни, который мы расцениваем положительно. Легко в этом утвердиться и извлекать позитивность. Мы можем думать и говорить утвердительно по поводу этого аспекта, и это улучшает наше настроение и притягивает новые мысли. А затем этот положительный настрой окажет влияние на все остальные аспекты. Позитив вытесняет негатив.

Утвердительные заявления всегда в вашем распоряжении. Они могут восстановить наше здоровье, привести в порядок наши мысли, помочь нам осознать наши желания и укрепить нас в добрых намерениях. Они могут помочь нам преодолеть трудности, огорчения или мысли, вызывающие уныние. Они также могут помочь нам думать положительно о себе и о других и воодушевлять нас на достижение любых целей. Они — отличный путь изменить наши настроения и восприятия. Используя их, мы можем познать чувство позитивности и вдохновиться здоровым образом жизни.

Десять или двадцать раз в день напишите одно или два из своих любимых утверждений. Прочитайте их уверенно, с энтузиазмом. Повторяйте аффирмации, вживаясь в их смысл, около двадцати раз, когда вы пробуждаетесь по утрам и когда вы отходите ко сну. Возвращайтесь к ним на протяжении всего дня. Когда вы заняты их повторением, это не позволяет негативным мыслям посещать вас. Но если такое всё-таки произойдёт, просто продолжайте произносить ваши утверждения. Когда вы повторяете утверждения и наполняете их чувствами, они гонят прочь негативные настроения и суждения. Когда утверждения произносятся много раз, вам не остаётся ничего другого, кроме как принять их. Просто удивительно, насколько сильным может быть повторение позитивных заявлений. Когда мы питаем нашу позитивность поддерживающими и воодушевляющими утверждениями и по-настоящему в них верим, они становятся нашей реальностью.

Иметь альбом желаний

Этот альбом — замечательный и мощный инструмент, который помогает лучше понимать свои желания. Я вклеиваю в него чудесные фотографии, относящиеся к каждой стороне моей жизни. Я пользуюсь ими, чтобы привлечь всё, — от роскошного гардероба и красивой мебели до хорошего здоровья, тёплых отношений и успешной карьеры. Я выбираю образы, которые мне нравятся и вызывают чувство радости. Некоторые люди используют визуальную панель, или то, что называется «коллаж мечты», то есть большой лист бумаги для демонстрации в самом заметном месте прикреплённых клейкой лентой изображений и цитат, которые отражают желания и мечты. Я предпочитаю держать всё это при себе и часто смотрю на эти изображения, чтобы поддерживать поток мотивации.

Иметь источники вдохновения

Одним из моих излюбленных источников вдохновения и позитивности является Эстер Хикс, которая представляет себя как интерпретатора «группы нефизических сущностей», именуемой Абрахам. Я обожаю её философию, она фокусируется на позитивных вещах, которые мы создаём. Одно из её посланий — видеть вещи такими, какими мы хотели бы их видеть. Когда я слушаю её на канале YouTube или читаю её книги, это всегда вдохновляет меня и бодрит.

Вспоминать счастливые времена

Всякий раз, когда я начинаю немного грустить, я вспоминаю время, когда чувствовала себя по-настоящему счастливой, например, во время путешествий или красивых выходных, и вспоминаю всё доброе, что бывало в моей жизни.

Мотивирующий разговор с собой

Я разговариваю с собой сочувственно и уважительно. Мотивирующий разговор с собой, вроде «у меня всё получается», «продолжай в том же духе», способен внушить уверенность в себя и силу. Когда я заменяю свой внутренний обескураживающий голос ободряющим, я могу лучше справиться с трудностями, усиливаю свою стойкость и делаю вещи, которые способствуют моему здоровью. Это помогает мне избавляться от всего отрицательного и улучшает настроение.

Поступая так, я замечаю огромное улучшение в моём отношении к жизни. Я становлюсь спокойнее и более благодарной себе, другим, всему своему окружению.

Вкус к жизни

Когда мы наслаждаемся чем-то, мы пользуемся всеми пятью чувствами, получаем удовольствие и радуемся тому, что приносит нам данная ситуация. Это увеличивает благодарность и позитивные эмоции. Благодарность отражает внутреннюю радость. Когда мы благодарны, мы отдаём должное таким дарам, как музыка или щебетание птиц, красота океана, изысканный обед или десерт, путешествие, день, проведённый в СПА, приятные видео и фильмы, улыбка ребёнка и симпатичные щенки и котята. Всё это способно мгновенно и естественно поднять наше настроение. Создавайте себе ритуалы, связанные с наслаждением жизнью. Уделите время деятельности, сопряжённой с удовольствиями. Практикуйте поиск добра и получайте радость от чудесных людей, музыки, книг и событий.

Ещё один инструмент — тридцатидневный поиск позитивности, который может быть очень волнующим и приятным приключением. В течение тридцати дней устанавливай приоритеты твоей позитивности. Прими новый образ мышления, положительный и гибкий. Учись думать и говорить в позитивной манере. Когда позитивность проникает в твоё сердце и разум, она улучшает твой характер и даже может изменить твою судьбу. Настройся на мысли, которые сделают тебя счастливым; делай то, что позволит тебе хорошо себя чувствовать; будь с людьми, которые любят тебя и наполняют тебя энергией; ешь пищу, которая сделает тебя здоровым, и двигайся в таком темпе, который позволит тебе наслаждаться необычайной красотой каждого дня. Стремись выполнять свои ежедневные обязанности наилучшим образом.

Живи своей жизнью в красоте, лёгкости, комфорте и позитивности. Будь расположен к тому, чтобы познать эмоциональное наслаждение.

Вы, возможно, подумаете: «Это легче сказать, чем выполнить. Что мне делать с моими рассеянными мыслями? Как я могу освободиться от стресса, избавиться от эмоционального застоя, быть позитивным и выбрать время для отдыха и релаксации? Как я смогу со всем этим справиться?»

У меня тоже возникали такие же вопросы. У нас у всех бывают рассеянные мысли и сбивчивый поток сознания. У меня было сильное желание заключить мир с моим внутренним состоянием и достичь эмоционального равновесия. Я верила, что, если смогу добиться такого примирения, то приобрету уверенность в себе, буду работать производительнее, достигну большего и смогу вести здоровый образ жизни.

И однажды это произошло. Я обнаружила великолепную книгу, полную информации о простых и практичных медитациях и методах.

Первая медитация из этой книги, которую я попробовала, была о том, как выпустить наружу внутреннюю болтовню. Каждый вечер перед тем, как пойти спать, я садилась лицом к стене и разговаривала с ней в течение 40 минут. Это было странное ощущение. Тогда мне пришла в голову такая идея. Я стала говорить с воображаемым другом в форме стены. Поначалу я робела и не знала, что сказать. Потом стала перебирать события минувшего дня, людей, которых я встречала, вспоминала, как я общалась с ними, и чувства, которые у меня при этом возникали; и постепенно я начала говорить более свободно, описывая, что случилось, и что я чувствовала. Я открыла для себя, что могу так говорить час или даже два, испытывая чувства и жестикулируя. Я не могла поверить, что могу разговаривать так долго. Я чувствовала себя прекрасно; это был признак освобождения и эмоционального очищения.

С каждым днём эта практика нравилась мне всё больше и больше. Я начала спешить домой, чтобы поговорить с моим «другом». Это действовало расслабляюще, приносило утешение и облегчение. Я была поражена, насколько улучшилось моё настроение. Я спала глубоко и крепко. И я была способна соприкоснуться с моими глубочайшими желаниями и стремлениями. Эта техника стимулировала меня, вдохновляла и попросту приносила мне радость. Я могла заменить мою внутреннюю болтовню приятным и бодрящим разговором. Могла делать вещи, которые способствовали улучшению моего здоровья, работы и отношения с людьми. С помощью этой практики я смогла добиться душевного покоя. Она помогла мне стать собственным источником спокойствия и бодрости.

Каждый жаждет душевного спокойствия. Но многие ли из нас его достигают? Я знаю, что, если изменю свой образ мышления и переключу своё внимание, я смогу увидеть иную, лучшую картину моей жизни. Если ум свободен от «мусора», мы можем прийти к новым мыслям. И если мы избавимся от эмоционального хлама, то освободим место для эмоционального наслаждения.

Если внутренняя болтовня вас беспокоит, вам может подойти этот метод, то есть своего рода беседа с вашим внутренним «Я». Это помогло мне, и вам тоже может помочь.

Читайте «Освободись от внутреннего пустомели» в книге «Аптека для души» ("Pharmacy for the Soul") Ошо.

Если продолжающийся внутренний диалог не прекращается, может быть какая-то причина для этого. Вместо того чтобы подавлять его, дай ему волю.

Если вы это сделаете, он исчезнет. Он хочет передать вам что-то. Ваш разум хочет что-то вам сказать. Что-то, к чему вы раньше не прислушивались, чему не уделяли внимания или оставались равнодушны, хочет достучаться до вас, потому что вы всегда боролись с этим, считая, что это безумие, или старались остановить или преобразовать во что-то другое. Все отклонения являются разновидностями подавления.

Сделайте одну вещь. Каждый вечер, перед тем как пойти спать, на сорок минут сядьте лицом к стене и начните говорить — вслух. Получайте от этого удовольствие и продолжайте. Если вы обнаружите, что есть два голоса, говорите за обоих участников. Сначала поддержите одну сторону, потом ответьте за другую, и вы увидите, что можете поддерживать прекрасный диалог.

Не стремитесь специально манипулировать этим, потому что вы говорите вовсе не для кого-то другого. Если это покажется вам сумасбродством, пусть так. Не старайтесь что-то обрывать или подвергать цензуре, потому что в этом случае пропадёт вся идея.

Делайте это, по меньшей мере, десять дней, и на протяжении этих сорока минут ни в коем случае не настраивайте себя против. Просто вложите в это всю свою энергию. За эти десять дней что-то всплывёт на поверхность такое, что внутренний голос пытался вам сообщить, но вы не прислушивались, или что-то, о чём вы знали, но не хотели слышать. Услышьте теперь, и тогда с этим будет покончено.

Начните говорить со стеной и полностью погрузитесь в это. Погасите свет или приглушите его. Если иногда в ходе этого разговора вы почувствуете, что вот-вот закричите или рассердитесь, кричите и давайте волю своим эмоциям. Если всё это останется только в голове, или вы будете механически повторять слова, как запись на плёнке, это не поможет, и ничего реального не всплывёт на поверхность.

Говорите с чувством и жестикулируйте, как если бы кто-то присутствовал рядом. После примерно двадцати пяти минут вы разогреетесь. Последние пятнадцать минут будут невероятно прекрасными. Вы будете наслаждаться этим. Через десять дней вы увидите, что шаг за шагом внутренняя «болтовня» будет исчезать, и вы придёте к пониманию некоторых вещей о себе, которых прежде не понимали.

Если твои мысли делают тебя несчастным, измени их.
Когда вы меняете свои мысли, вы меняете свой мир.

Норман Винсент Пил

Незабываемый бранч

> Пусть ваше отношение к другим будет таким, каким бы вы хотели видеть по отношению к себе.
>
> **Тим Де Теллис**

Солнечное воскресное утро. У меня выходной день. Я в ожидании интересного и обещающего отдых дня. Прежде всего, я должна сделать какие-то домашние дела. А затем смогу заняться всем, чем захочу. Я сделала привычные упражнения и приняла приятный душ. Когда выбирала, что надеть, зазвонил телефон. Это была подруга, она показалась мне грустной или удручённой, может быть, даже в слезах. «Давай встретимся и немного поболтаем за кофе в нашем излюбленном месте», — сказала я. Она охотно согласилась.

Мы встретились в уютном кафе с прекрасным видом на водоём. Кофе был восхитительный. Я была рада видеть мою подругу, но она выглядела довольно несчастной; она явно находилась в состоянии растерянности. Я чувствовала, что ей необходима моральная поддержка, и хотела развеять её печаль и вернуть душевное равновесие. Моим намерением было завязать спокойную, приятную беседу и предложить ей тёплые слова ободрения, чтобы создать светлую атмосферу комфорта и хорошего совместного времяпровождения.

Она сказала мне, что проснулась, не чувствуя в себе никакой энергии и желания начать новый день. Моя собеседница была эмоционально истощена и измучена и не могла функционировать в полную силу, переполненная одиночеством, отчаянием и страхом. Её депрессия была совершенно очевидна. Как я узнала после, она была недовольна своей работой.

Она признала, что очень важно чувствовать себя хорошо от всего, что мы делаем. Она верила, что должна быть лучшая альтернатива, но завязла в не приносящей удовлетворения работе, с которой, как она чувствовала, не была готова расстаться. Она хотела найти работу получше, которая отличалась бы большей степенью гибкости и могла бы улучшить качество её жизни. Моя подруга даже предпринимала большие усилия, чтобы сделать свою жизнь лучше, но не видела никаких улучшений. Она пробовала много раз поменять свою работу и финансовую ситуацию, но всегда натыкалась на какие-нибудь препятствия. Она стремилась к достижениям, но не получала желаемых результатов. Она не хотела сказать, что вообще ничего не добилась; некоторые её попытки всё-таки были успешны. Она старалась быть жизнерадостной и уговаривала себя не беспокоиться; её настойчивость приносила свои плоды. Она также убеждала себя найти способ полюбить свою работу, принять то, что в каждой работе есть свои преимущества, и смириться с её нынешней ситуацией, но на самом деле ничего по-настоящему не помогало.

Подобное случалось со мной, и я уверена, со многими другими людьми. Мы все сталкиваемся с аналогичными ситуациями. Я много об этом думала. Некоторые вещи в порядке, и нет необходимости вносить какие-то изменения. Другие — не могут быть изменены, какие они есть, такими и останутся. Я размышляла над мудрым советом, что если вы в состоянии изменить что-то, сделайте это, но если не можете, принимайте такими, какие они есть, и научитесь полагаться на них, даже если вы не понимаете, что за ними стоит. Я говорю себе: «Просто доверься течению жизни».

Достижения — это хорошо, но мы должны быть гибкими в этом отношении. Когда мы отчаянно стараемся достичь наших целей, потому что мы так сильно этого хотим, чтобы это произошло быстро, это создаёт огромное напряжение и на самом деле блокирует наш путь к достижениям, которые действительно стоят нашего внимания. Затратьте больше энергии на то, чем мы хотим стать, и продолжайте совершенствоваться, учиться и расти. Рано или поздно наши достижения умножатся и удовлетворят наше желание совершенства. Как только мы что-то заканчиваем, мы всё равно обычно ищем другой вызов. Я пришла к заключению, что в действительности неважно, достигли ли мы чего-то значительного или нет. Единственное, что имеет значение, это какого рода личностью я становлюсь в ходе этого процесса — наслаждаюсь ли я и чувствую ли себя хорошо в данной ситуации, извлекаю ли я уроки и исправляю ли ошибки. В любых обстоятельствах мы выбираем — ныть и предаваться горечи и грусти или быть милым и приятным, что бы ни происходило. Выбор — за вами. Я выбираю быть настолько позитивной, насколько могу.

Всегда будут негативные голоса внутри, которые подбивают нас саботировать. Игнорируйте их и вместо этого научитесь уделять пристальное внимание позитиву. Негативность — это яд;

проводить с ней время. И когда мы идём с ней в торговый центр, что может быть лучше? Она такой человек, что мне комфортно просто побыть с ней вместе. После покупок мы идём на ланч, пьём кофе, едим шоколад, разговариваем о моде, о стиле, о красоте и просто находим удовольствие в том, что проводим время вдвоём.

Другая подруга любит ходить со мной на йогу и в другие классы. Мы изучаем, как вести здоровый образ жизни, иметь хорошую философию и заполнять свои мысли чудесными, вдохновляющими и позитивными историями. У нас всегда тёплые и ободряющие беседы.

Мои друзья и я разделяем схожие интересы. Мы выбираем светлую сторону жизни. Я всегда рада помочь моим друзьям почувствовать себя лучше, когда они в этом нуждаются. Хорошие друзья обеспечивают взаимную поддержку и приятное времяпровождение. Иногда я предпочитаю проводить время с друзьями, но бывают дни, когда мне нравится побыть на досуге одной, обдумывая то, что меня волнует. Я провожу какое-то время в тишине. Это может быть несколько минут покоя, замедления, более пристального внимания к содержанию данного момента. Я анализирую свои сильные стороны и слабости, разбираюсь в своих обстоятельствах и стараюсь поддержать в себе позитивную энергию. Я считаю, что в моменты слабости нужно остановиться и предаться размышлениям. Во время таких пауз могу сосредоточиться на позитиве и решить, в каком направлении должна двигаться дальше.

Чем больше хороших людей я ввожу в свой жизненный круг, тем лучше. В мире много интересных людей. Очень важно помнить, что друзья должны быть непредвзятыми и принимать других такими, какие они есть, хотя мы имеем тенденцию осуждать и сплетничать. Предосудительность токсична. Почему я должна прибегать к осуждению, если знаю, что для меня это токсично? Осуждению нет места в моей жизни. Это огромная растрата энергии. Я стараюсь не судить людей, не сплетничать и не произносить дурных слов в чей-либо адрес, потому что знаю, что обстоятельства вынуждают многих людей поступать определённым образом. Возможно, я делала бы то же самое на их месте. Когда мы уравновешены, мы не придаём значения тому, что другие люди говорят, носят или делают. Я позволяю себе думать о людях в позитивном духе.

Я предпочитаю видеть в людях лучшее, уважаю их индивидуальность и забочусь о том, чтобы обращаться с ними уважительно.

Иметь прекрасные и полные поддержки отношения с друзьями поистине великолепно. Когда вы можете рассчитывать на людей, которые обладают такими качествами, как честность и сострадание, и когда вы окружены людьми, которые желают вам добра, это делает вашу жизнь комфортной, радостной и сбалансированной.

Мы все разные, и у нас разные мнения, но мы согласны в одном: мы хотим прожить свою жизнь как можно лучше. Когда мы верим в позитивность, надеемся на лучшее и относимся с доверием к окружающему нас миру, мы усиливаем нашу стойкость, развиваем более гибкое мышление и видим больше вариантов. Мы можем выбрать, на что направить внимание. Мы ответственны за то, как воспринимаем любые жизненные ситуации. Когда мы видим всё вокруг нас в положительном свете, мы получаем в своё распоряжение богатый и позитивный мир.

Что по-настоящему важно, так это то, как мы чувствуем себя. Позитивность — это эмоциональная роскошь. Позитивность — это магия. Играйте с этой магией. Под магией я понимаю то, что мы чувствуем себя хорошо и ощущаем приятное возбуждение без всякой видимой причины, куда бы мы ни шли, что бы ни делали и кого бы ни встретили. Когда мы улыбаемся, смеёмся, пребываем в отличном настроении, когда мы полны благодарности и сочувствия, это означает, что мы находимся в состоянии душевного равновесия.

Путь к здоровью лежит через созидание и позитив. Воспитывай привычку замечать то, что тебе нравится, и благодарить за это. Каждый день находи позитивное в себе и в своих жизненных ситуациях. Замечай красоту в самых заурядных вещах вокруг тебя — в людях, на работе, на улице, повсюду, куда идёшь. Дорожи каждым днём, его красотой, его изобилием, его щедростью. Доверяй, наполняй свою жизнь добротой, оставайся здоровым. Жизнь слаще на положительной волне.

Вы согласны, что позитивные мысли и привычки вызывают позитивные результаты?

Глава 4

Общие размышления по поводу счастья

Предназначение нашей жизни — быть счастливым.

Далай Лама

Счастье — это не то, что вы откладываете на будущее, это нечто, что создано для настоящего.

Джим Рон

Счастье, не знающее границ

Счастье — это не тогда, когда я подпрыгиваю от восторга и восклицаю: «Я не верю, что это происходит со мной»! Подобное поведение — всего лишь реакция на ситуацию, к которой я ещё не готова. И определённо речь не идёт о счастье, когда я говорю: «Куплю выигрышный лотерейный билет и буду счастлива», хотя мне приходилось говорить и такое. Я покупала билет, надеясь на чудо. Вообще-то это, конечно, феноменально — выиграть в лотерее. Но, во-первых, мне нужно подготовиться к такой внезапной финансовой удаче и к стилю жизни, связанному с богатством. Необходимо также развить в себе вкус к дорогостоящим предметам. Какой смысл в миллионном выигрыше, если я буду продолжать покупать в дешёвых магазинах и не знать, что делать с тем, что неожиданно свалилось на мою голову? Короче, давайте вернёмся к нашей любимой теме.

Счастье — это нечто более утончённое, чем восторг. Оно ассоциируется со спокойствием и выдержкой. Счастье рождается внутри нас. Это чувство тихой радости и комфорта и лёгкая улыбка. Счастье означает быть в мире с собой.

Счастье — это когда вы чувствуете себя спокойно и хорошо, что бы ни происходило вокруг вас, и когда остаётесь спокойными даже посреди бушующей бури. Это ощущение доверия, которое вы можете пронести через все жизненные испытания, и которое помогает выйти с честью из любой ситуации. Счастье — это когда вы так погружены в своё любимое увлечение или работу, что теряете счёт времени.

Счастье — это внутренняя позиция. Она касается того, как мы чувствуем и воспринимаем себя, людей и ситуации. Оно также включает размышления, самоанализ, призванный оценить качество нашей жизни и степень удовлетворения такими её компонентами, как дом, работа и отношения с другими людьми. Для меня суть здорового образа жизни — это когда я могу наслаждаться повседневными делами и выполнять их с чувством радости.

Счастье имеет отношение к гармонии между нашим разумом и телом. Если мы хотим придерживаться стиля жизни, ведущего к здоровью и счастью, мы должны охватить три главных момента: позитивный настрой, сбалансированное питание и физические упражнения.

Счастье взаимосвязано с нашим чувством цели. Все ищут и то, и другое — и счастье, и цели. Когда мы живём, имея цель, это и ведёт к счастью. Наша цель начинается там, где присутствует вдохновение и всё что угодно, что приносит нам радость и блаженство. Мы находим свою цель, когда свободно реализуем наши дары и таланты, находим для них время, лелеем и развиваем их, стараемся быть с ними терпеливыми и позволяем им расцветать и расти естественным путём. Когда мы находим радость в любой ситуации, это питает нашу позитивность и энтузиазм.

Когда мы верим, что можем создать то, чего на самом деле желаем, это стимулирует нас к действию и к стремлению добиваться своего.

Наши уровни счастья не могут оставаться всегда одними и теми же. Они колеблются, и это абсолютно нормально. Время от времени я испытываю грусть и подавленность. Но это не нарушает общего состояния счастья. Я даже нахожу некоторую красоту в печали. Эти моменты и даже дни, когда меня охватывает грусть, словно пытаются что-то сообщить мне или переключить внимание на новую и более важную сферу, или просто ведут меня к тому, чтобы остановиться и вдохнуть аромат роз.

Во время периода грусти я просто принимаю спокойно всё, с чем сталкиваюсь, и стараюсь позаботиться о себе, делаю то, что мне нравится, слушаю любимую музыку, покупаю чудные цветы и провожу время неторопливо и приятно. Мне нравится оставаться наедине с собой и находить занятие, которое делает меня счастливой, или проводить время с людьми, которые настроены позитивно и готовы оказать поддержку, что помогает мне прийти в хорошее настроение. Когда я думаю позитивно, я притягиваю больше положительного. Прелесть в том, что это может быть сделано немедленно. Просто переключив своё внимание, я могу войти вновь в поток радости. Я веду себя так, как если бы уже была счастлива. Это всё связанно с внутренней установкой. Что я думаю, влияет на то, как я себя чувствую. Беру грустные мгновения и превращаю их в моменты, полные признательности и благодарности.

Может ли счастье улучшить наше здоровье? Глубоко верю, что может. По моему опыту, отрицательные эмоции, такие как страх или озабоченность, могут вызвать неприятности со здоровьем. Когда я уделяю внимание чему-то неприятному, это способно привести к головной боли или к другим негативным физическим ощущениям. Чтобы избежать этого, я намеренно думаю о чем-нибудь хорошем, и это усиливает положительные эмоции, что может существенно улучшить моё настроение и самочувствие. Например, замечаю хорошие и красивые вещи и прибегаю к ободряющему разговору с собой.

Чем больше я получаю удовольствия от своего образа жизни и приветствую его, тем больше ощущаю, что это улучшает моё здоровье в целом. Наличие мощной позитивности и благодарности бережёт здоровье.

Счастье — это образ жизни. Пребывать в радостном и весёлом настроении и извлекать пользу от позитивности — это наш выбор. Когда мы чувствуем подъём духа, выше вероятность, что нас привлечёт широкий спектр здоровой активности, и наша жизнь станет более осмысленной. Когда мы находимся в состоянии уравновешенности, мы можем лучше судить о качестве жизни. Мы движемся в правильном направлении — в направлении благополучия. Мы начинаем делать более разумный выбор в жизни, берём курс на благополучие и не согласны ни на что меньшее.

Я нашла больше всего советов по поводу того, как стать счастливой, в литературе о том, как самой помочь себе. Я прочитала немало книг и журналов по этой теме, накапливая информацию, необходимую для создания своего собственного образа счастья. Некоторые из этих изданий отличались многословием, и я не извлекла из них ничего полезного. Другие же, напротив, оказались очень интересными и были полны правдивой и практической информации, которую я с удовольствием применила в своей жизни. Вы найдёте список этих публикаций в разделе «Рекомендуемая литература».

Когда я нахожу правдивые и позитивные сообщения, я проверяю их и прихожу к собственным выводам и мнениям, которые полностью меня устраивают. Я никогда не знаю, затронет ли какая-то цитата или фраза моё сердце. Любой источник может помочь и содержать какое-то предложение, которое может направить в нужную сторону. Книги и журналы привлекают нас обещаниями и восторгами относительно будущего, укрепляют наши надежды и верования и помогают воспринимать вещи яснее и с большей пользой для себя.

Одним из тезисов в этой литературе была идея поисков счастья. Вначале до меня это не дошло. Я думала: *«Почему я должна искать счастья, если оно все время внутри меня? Оно и сейчас там»*. Но, в конце концов, я осознала, что можно интерпретировать эту идею, как поиск осознанности и действий, имеющих для меня ценность, и здорового образа жизни, которым я наслаждаюсь. Это имело для меня больше смысла. Я могла напомнить себе о том, что делает меня счастливой. Могла экспериментировать с разными стратегиями хорошего самочувствия, с уверенностью применять их и ценить все мгновения ежедневной радости. Стиль счастья создаётся постепенно. Мне не к спеху. Мне по душе, когда это происходит шаг за шагом.

Моя история

Счастье — это качество души... а не функция чьих-то материальных обстоятельств.

Аристотель

Я постоянно задаюсь вопросом: действительно ли те же самые вещи делают большинство людей счастливыми? Я думаю, что это так. Но что делает счастливой меня? Я привыкла связывать счастье с будущими целями и событиями. Я буду счастлива, когда поеду в отпуск. Счастье всегда в будущем, но когда это будущее наступает, оно не оправдывает моих ожиданий. Некогда я думала, что такие вещи, как привлекательная одежда, приятное окружение, элегантные представления, симпатичные партнёры, деньги, красивые предметы, путешествия, образование, интеллигентность, хорошая погода, сверкающий новый автомобиль, роскошный кондоминиум или прекрасный дом, современная технология способны сделать меня счастливой. Конечно, я до определённой степени счастлива, потому что всё это в совокупности складывается в великолепную оболочку моей жизни.

Прежде я знала очень немного о том, что такое истинное счастье. Со временем я осознала, что счастье не только вокруг меня, но и внутри. Я заметила, что когда моя жизнь начала становиться скучной, я старалась добавить некоторый экстравагантный орнамент к её поверхности. Я думала, что если я приобрела какие-то материальные ценности или завела новый роман, я смогу вернуть прежнее счастье. Эти события имели какой-то эффект, но какими бы они ни были приятными, они не могли создать ощущения долговременного счастья. И когда все мои новые затеи себя исчерпали, я вынуждена была начать всё заново. Как я убедилась, наилучший путь к счастью — это найти, что именно способно сделать меня по-настоящему счастливой.

Некоторое время я размышляла над тем, как живу, и что приносит мне счастье. Однажды я сидела в вестибюле своего любимого салона красоты. На столе лежали журналы на тему благополучия, и я взяла каталог Open Center и начала его листать. Мой взгляд упал на курс, который называется Сертифицированная прикладная позитивная психология (Certified Applied Positive Psyhology — CAPP).

Позитивная психология — это научное изучение человеческого счастья. Она учит нас, как стать счастливыми. Это область знаний в основном посвящена тому, как достичь духовного здоровья, и что позволяет людям чувствовать себя хорошо — концентрироваться на хорошем вместо того, чтобы концентрироваться на плохом. Это о создании того, что правильно для вас, вместо того, чтобы исправлять то, что неправильно.

Я выбрала этот класс, потому что позитивная психология была именно тем, что я искала. Я горела желанием постигнуть искусство быть счастливой. Хотя некоторые материалы были, на мой вкус, слишком научными, я наслаждалась каждой минутой этого курса. Я упрощала информацию, чтобы использовать её в моей жизни наиболее простым и приятным способом.

Курс включал много интересных тем для исследования и понимания — таких как история счастья, позитивность, изменение мировоззрения, оптимизм, стойкость, сила характера, изобилие, благодарность, сон, питание, физическая активность. Согласно курсу, счастье — это субъективный опыт, и мы можем измерять наше счастье, видя, насколько мы удовлетворены своей жизнью. Удовлетворённость жизнью может оценивать только сам человек, которого это касается.

Сначала инвестирую своё время, изучая интересующие меня темы, чтобы собрать факты, размышляю над изученным, затем я могу принять нужные решения. Как только решение принято, я знаю, что делать и как позаботиться о себе. Подлинный рост сознания включает в себя период замешательства, сомнения и даже страдания перед тем, как нам открывается новое направление. Когда мы постигаем что-то новое, это требует времени, чтобы включиться и принять происходящее с нами и привыкнуть к этому новому. Это открывает перед нами вызовы, поистине заслуживающие внимания. Это требует ответственности и самоотдачи. Это замечательное путешествие. Сам по себе порыв на пути к счастью волнует больше, чем достижение этой цели. Хотя достижение целей вызывает восхитительное чувство, это всегда работа в развитии. После того как я прошла курс позитивной психологии, я сказала сама себе: «Это было начало моего роста».

Счастливые люди планируют действия, они не планируют результаты.

Деннис Вейтли

Я испытывала подлинное любопытство по поводу жизни и абсолютного счастья, и позитивная психология дала мне возможность узнать, что такое быть счастливым человеком. Когда я говорю «дала мне возможность», я имею в виду, что в моём распоряжении оказались необходимые источники. Я могла видеть эту возможность, как дорогу к процветанию. Я должна была действительно хотеть позитивных изменений и быть готовой приложить к этому усилия. Я была благодарна за то, что получила шанс узнать что-то новое. Я наслаждалась этим курсом и изучила многое. Моим последним заданием была презентация на тему о том, что значит для меня счастье.

А что же в самом деле значит для меня счастье? Моя чудесная мама всегда говорит: «Дорогая, у тебя есть только одно обязательство в жизни — быть счастливой». Многочисленные напоминания об этом помогли мне точно установить, какого рода деятельность усиливает ощущение счастья. Это очень длинный список: прогуливаться вдоль океана, хорошо питаться, читать вдохновляющие книги, медитировать, посещать концерты, смотреть интересные фильмы, планировать следующий отпуск, украшать свой дом, делать свою жизнь проще, устроить праздничный ланч с любимым человеком, иметь приятную беседу с подругой, посещать классы литературы и образовательные семинары, ходить в салон красоты и уединяться на занятиях йогой. Я предпочитаю такие виды деятельности, которые рассчитаны на долгое время, потому что они приносят больше радости и улучшают качество жизни. Истинная мера счастья в том, насколько я удовлетворена своей жизнью. Я выбираю что-то, что я могу делать каждый день, чтобы почувствовать себя здоровой и счастливой. Я не потораплюваю жизнь, потому что для подлинного счастья мне достаточно того, что у меня есть.

Я также практикую дарение, сочувствие и благодарность. Пожелание кому-либо счастья или мысли о признательности по отношении к кому-то в моей жизни оказывают влияние на моё собственное ощущение счастья. Когда я дарю счастье, я счастье получаю. Когда что-то даришь, чувствуешь себя лучше, чем когда что-то получаешь. Я радуюсь, когда наполняю себя счастьем. И потом наслаждаюсь, когда могу разделить его между собой и другими. Вообще-то говоря, мне нравится делать что-либо хорошее каждый день для себя и для других. Главное во всём видеть хорошую сторону. Также люблю проводить досуг с людьми, которые думают, как я, и меня поддерживают.

Изучение позитивной психологии может помочь нам найти смысл в нашей жизни, в наших отношениях, в нашей работе. Я начала замечать и развивать в себе качества, которые ведут к более глубокому уровню счастья. Эти качества включают чувство юмора, оптимизм, доброту, благодарность, щедрость, любознательность, спокойствие, порядочность, скромность. Обратите внимание на приведённый ниже список того, что улучшает позитивное мышление.

Счастье включает следующее:
- сохранять позитивный подход к себе и другим;
- наслаждаться маленькими вещами, праздновать небольшие победы и воздавать себе должное;

- получать радость от общения с самой собой;
- вырабатывать чувство юмора;
- быть созидательной, любознательной и благодарной;
- щедро делиться своими ресурсами;
- относиться ко всему и ко всем с благодарностью;
- быть расположенной к здоровому образу жизни;
- создавать вокруг себя тёплую и уютную среду;
- быть в добрых отношениях с собой и другими;
- вести дневник.

Я была поражена, обнаружив такой интересный и захватывающий предмет для изучения. Я поняла, что небольшие изменения в моих повседневных мыслях и восприятиях и разумный, осмысленный образ жизни могут направить меня на позитивный путь удовлетворённости. Я оцениваю, какой именно образ жизни может сделать меня поистине счастливой и спокойной.

Думая об этом, я пришла к блестящей идее заключить с собой тридцатидневный договор счастья — план, направленный на то, чтобы найти радость в душе и лучше узнать себя. Я хотела найти комфорт, уверенность в себе, подлинный смысл и внутренний мир. Я сделала сознательное усилие, чтобы выполнить это за 30 последовательных дней, размышляя о том, что я узнавала.

Договор счастья был разумным делом. Он помог мне лучше оценить позитивные аспекты жизни и сделать больше того, что имеет для меня ценность и доставляет удовольствие. Может ли чашка кофе быть источником счастья? А йога? А смотреть телеканалы путешествий? Мы всегда можем добавить себе больше моментов счастья и заменить то, что вызывает дискомфорт, на что-то приятное. Счастье зависит от нашего подхода к жизни. Мне нравится думать, что жизнь прекрасна и полна магии, и искать больше способов, как ощутить это роскошное чувство настоящего счастья.

Я постепенно научилась пребывать в ожидании счастливого будущего, искать ценности в своей душе, сохранять в памяти то, что приносит мне радость. Всё, что я делаю в настоящем, становится вкладом в моё славное будущее, как если бы я разбрасывала семена благополучия в чудесном саду. В долговременной перспективе я надеюсь развить лучший подход, который наверняка приведёт к более глубокой и продолжительной удовлетворённости жизнью. Иногда я чувствую всплеск счастья без всякой видимой причины. Эти моменты счастья удивляют меня всякий раз, когда, казалось бы, ничего особенного не происходит. Я просто иду по улице, и солнце ярко сияет, и ветерок дует приятно. Когда мы замечаем и обращаем внимание на такие моменты, счастье само обнаруживает себя.

Счастье создаётся тем, что мы живём здоровой, приносящей наслаждение жизнью, в которой каждый день должен быть хорошо продуман. Я всегда могу выбрать радость и помнить, что счастье находится внутри тебя.

На мою удачу, я могу создавать счастье по собственному вкусу. Мне все ещё нравятся прекрасные орнаменты на поверхности жизни, но я также люблю направить свой взор внутрь. Я стараюсь найти путь, как сбалансировать все это и наслаждаться необычайной красотой и того, и другого.

Мы все ищем счастья. Каждый из нас имеет о нём разные представления и ожидания. Всё, чего мы на самом деле жаждем, — это любовь, мир, здоровье, радость и успех. Счастье доступно нам прямо там, где мы находимся. Любой может вести более комфортную и более здоровую жизнь.

Может быть, вы хотите найти свой собственный путь к радости. Стоит узнать, что делает вас счастливым. Настоящее счастье терпеливо ждёт того, чтобы его испытали и оценили. Когда мы подпитываемся энергией счастья, мы проецируем его в нашу реальность и выбираем её и наслаждаемся пребыванием в ней.

Жить счастливо — это на самом деле приятная дорога, по которой вы можете пойти. Как только вы нашли своей образ счастья, вы будете жить с ним на этой земле.

Дух гедонизма: живи с радостью

> Я окончательно поняла, что единственная причина быть живым — это наслаждаться этим.
>
> **Рита Мэй Браун**

Тот, кто любит прекрасные ювелирные украшения и хорошую одежду, кто питается, как гурман, думает позитивно и наслаждается жизнью, может быть назван *гедонистом*. Но что такое на самом деле *гедонизм*?

Мы можем проникнуть в дух гедонизма. Я не говорю об эгоистичном преследовании удовольствия или неумеренности. Я говорю о поиске удовольствия в простых, повседневных вещах. Мы всегда можем направить дух гедонизма в создание физического и духовного здоровья. Мы можем искать наслаждение в том, чтобы чувствовать себя здоровыми, позитивными, благоразумными, благодарными, энергичными и красивыми.

Что вы недавно сделали для себя любимого? Я уверена, что тратили время и энергию на друзей и семью. Вы, возможно, очень успешны в том, чтобы сделать других счастливыми. Это — благое намерение, но мы можем помочь другим только тогда, когда полны жизненных сил. В этом случае мы можем щедро ими поделиться, и у нас ещё останется достаточно для себя.

Нет никакой причины чувствовать себя виноватым за то, что ставите себя на первое место. Самое важное намерение состоит в том, чтобы любить себя настолько, чтобы хотеть посвятить себе достаточно времени, — то, что я называю *self-love*), то есть здоровый эгоизм.

Вы можете хорошо и с любовью позаботиться о себе и, конечно, обращаться с собой с признательностью и уважением. Это — первый акт любви, который ведёт к счастью. Вы можете всегда найти баланс между своими нуждами и нуждами других людей.

Запишите 10 вещей, которые делают вас счастливыми, и держите их под рукой. Когда вам понадобится вдохновение, сделайте выбор в сторону счастья.

Обратите своё внимание на то, что приносит хорошее самочувствие. Определите приоритеты гедонистической активности и в полной мере наслаждайтесь ими.

Рассмотрите новые подходы к своей жизни. Вообразите, что вы достойны лучшего. Научитесь любить себя, заботиться о себе, испытайте желание вести приятную во всех отношениях жизнь и получать радость от повседневных дел. А также хорошо развивать в себе ежедневную привычку чувствовать себя спокойно, хорошо. Вы можете создать для себя здоровый и полный радости образ жизни, состоящий в том, чтобы сбалансированно питаться, пить здоровые напитки, регулярно делать физические упражнения, ставить перед собой определённые цели и оставаться при этом благодарным и позитивным, несмотря ни на что.

Главное — направлять внимание на свое благо. Это просто и необычайно вознаграждает — вести жизнь, основанную на любви, великодушии, радости, жизнелюбии, благодарности и оптимизме. Мы в состоянии построить лучшую жизнь, наполненную вдохновением, созидательностью и естественностью. Позвольте себе пребывать в духе гедонизма, светиться счастьем и наслаждаться каждым моментом своей жизни. Рассчитывайте на лучшее. Самое лучшее ещё впереди.

Что для вас означает счастье? Что делает вас счастливым?

Глава 5

Общие размышления по поводу простоты

Есть три вещи, которым я обучаю: простота, терпение, сочувствие. Эти три — величайшее сокровище.

Лао Цзы

Очищай дом, очищай сознание

Моя привычка давать самой себе задания спасала меня в трудные и унылые времена. Я — мастерица создавать для себя задания, не даю себе скучать. Было время, когда всё не ладилось. Тяжесть жизни была невыносима. Я была эмоционально измучена бурными событиями и финансовой неустойчивостью. Меня изводила работа и другие ситуации. Я морально устала. Что-то подсказывало мне, что надо всё воспринимать легче и относиться проще ко всему, что меня окружает.

Когда я сталкиваюсь с любыми трудностями, я извлекаю из этого урок. Всё меняется. Плохая ситуация или хорошая, она изменится. Полезно направлять энергию на то, чтобы решительно отвлечься от сегодняшних затруднений и сконцентрироваться на новой задаче. Чтобы добиться в этом наилучших результатов, я должна быть кропотливой и бдительной. Необходимо также быть способной направлять внимание на различные сферы и полностью себя посвящать этому, скажем, очищать и приводить в порядок среду, которая тебя окружает. Я направила себя, свой дом, работу и отношения на путь, ведущий к благополучию, и прошла через этот период с достоинством. Я нахожу процесс упрощения жизни творческим и дающим вдохновение.

Я начала задумываться, как упростить быт. Когда я упрощаю что-то, в моём распоряжении оказывается больше времени, и я могу его тратить, как мне нравится. У меня был план избавиться от мусора и хлама, создать обстановку, свободную от всего ненужного, и иметь основание гордиться моим домом. Моя цель была сделать свою жизнь проще, иметь меньше вещей и в то же время освободить себя от всяких негативных привязанностей. Я решила очистить и освежить пространство и физически, и духовно и была готова найти инструменты, которые помогут достичь этого.

Моя среда может быть засорённой или чистой, отрицательной или положительной, простой или усложнённой. Инвестиции в прекрасное, гармоничное окружение позволят сделать вклад в здоровый образ жизни. Это может помочь привнести комфорт и благосостояние в мою ежедневную работу и отношения.

Есть ли у меня тенденция усложнять вещи? Да, есть. Тогда упрощай их. Что касается эмоций, то чем больше захламлена моя жизнь, тем больше накапливается чувства беспокойства, страха, обиды, неудовлетворённости и дефицита любви к себе.

Я верю, что всё в жизни взаимосвязано, в том числе чистый дом и чистое сознание. Умственная и физическая уборка необходима, чтобы иметь возможность видеть незамутнёнными воззрения, которые я исповедую. Когда я нахожу грязь в своём жизненном пространстве, это означает, что у меня неразбериха в голове.

Мусор отвлекает, когда я стараюсь концентрироваться, и заставляет меня чувствовать себя так, как если бы я завязла. Осознание этого побуждает меня начать заново и принести удобство, обновление и свежесть в мой дом, очищая его, организуя все и дорожа каждой минутой того, что делаю. Я обнаружила, что обновление обстановки полезно и даже оказывает терапевтическое действие, и, таким образом, избавление от всего ненужного благотворно и для окружающей среды, и для моей головы. Жизнь может быть очень сложной или простой и приносящей удовольствие. Выбор за мной.

Какие улучшения могут быть сделаны? Каким образом я могу обеспечить более высокое качество жизни? Когда я задаю себе такие вопросы, я полна энергии, позволяющей найти решения. Мне нужно определить различие между тем, что мне нужно и что мне не нужно, убрать предметы, в которых нет необходимости, чтобы создать элегантный и простой стиль жизни и более спокойное состояние духа.

У каждого человека есть собственное заполненное пространство вокруг него. Дом, работа, разные предметы, друзья, семья, коллеги, домашние животные, интернет — всё это окружает каждого из нас. Порой это угнетает. Если я тщательно и заботливо расчищу и упрощу всё, что у меня есть, то почувствую себя лучше и свободнее. После этого я начну планировать своё расписание более разумно. Что касается моего расписания, то прежде я забивала его до отказа, и это меня утомляло и вызывало чувство неудовлетворённости. Бывало, я вносила в расписание события, на которые вовсе не хотела идти. Когда я посещала их, они казались мне неинтересными, и я сожалела, что зря потратила время. Я сделала выводы из этих ошибок. Это не то чтобы делать меньше. Это означает, что нужно отбирать какие-то дела более тщательно и разумно, и заниматься ими с неизменным удовольствием.

Я должна была внести много изменений, избавиться от многих вещей, расчистить путь к новому, упростить свои действия во всех областях и делать приоритетными только важные дела. Мой высший приоритет — это сосредоточиться на том, что вдохновляет меня; быть в ладу с самой собой; постараться стать такой, какой я хотела бы быть, выработать план для достижения этой цели и старательно ему следовать.

Когда у меня нет никакого вдохновения, какое-то время я провожу в одиночестве, размышляя о новых направлениях и будущих действиях. Отправляюсь на выходные на новое место или наслаждаюсь каким-либо из своих хобби. Вдохновение может прийти откуда угодно. Вдохновение бодрит меня и помогает выстоять. Я храню список интересных идей, способных воодушевить. И пришла к выводу, что должна быть гибкой и открытой для новых возможностей.

Я глубоко убеждена, что как только упрощу свою жизнь, всё вокруг меня будет работать на успех. Мы получаем то, во что верим. Важно научиться правильно распределять время и энергию и посвящать себя вещам, которые действительно требуют внимания.

Технология — большая часть нашей жизни. Она заслуживает разумного отношения. Рассматривая её как часть процесса избавления от хлама, хочу взглянуть на технологию и увидеть, как можно упростить её воздействие на мою жизнь.

Модная технология

> Вы влияете на мир тем, как ведёте в нём поиск.
>
> **Тим Бернерс-Ли**

Сегодня в нашем распоряжении огромное количество заманчивой технологии. В этой области много чего происходит. Технология насыщает нас информацией, которую мы не в состоянии переварить. Передовая технология и блестящая, и очень эгоистичная в одно и то же время. Это огромное бремя и в умственном, и в физическом отношении. Она поглощает наше время и истощает нашу энергию так быстро, что мы не успеваем это замечать. Я не против технологии. Это далеко не так. Я за то, чтобы использовать её разумно и с пользой. Энергия технологии может быть деструктивной, когда она используется сверх меры, и в то же время она вознаграждает, когда её применяют взвешенно. Что касается меня, то я стараюсь оставаться настороже и не позволять виртуальной реальности вытеснять реальность действительную.

Познавать различные темы может быть очень интересным занятием, но в то же время и утомительным. Могу ли я отличить правдивую информацию от дезинформации? Наверное, нет. Но что я могу сделать, так это игнорировать любую негативную или несущественную информацию и принимать во внимание только хорошие и ценные новости. Я могу оставаться на своей территории добра и фокусироваться на приоритетах, таких как позитивность, и изучать полезные и вселяющие бодрость темы, которые ведут к лучшему.

Проводить часы перед компьютером — это не мой стиль, хотя я люблю Инстаграм, потому что он поддерживает моё увлечение красивыми фотографиями. Я делюсь своим увлечением здоровым образом жизни на своём вебсайте и в блоге и стараюсь передать всем своё стремление к благополучию. Даю простые и практичные рекомендации относительно сбалансированного питания, ежедневных упражнений, благодарности и позитивности, то есть всего того, что составляет вдохновляющий и здоровый образ жизни. Это — чудесный способ посылать позитивные сигналы другим людям и всему миру. Я делаю это с радостью и удовольствием.

Несколько раз модная технология гипнотизировала меня. Когда её слишком много, это приводит к тому, что я забываю есть, пить и даже одеваться, как полагается. Виртуальный мир может быть зачаровывающим местом, но в то же время опасным и пугающим. Я редко читаю новости, потому что они стараются продать негативные идеи. Мне это неинтересно. Тем не менее, люди горят желанием говорить по поводу плохих новостей. Некоторые находят трагедии других людей занимательным. Мне это неинтересно, хотя я этим людям сочувствую.

Медиа очень важны для нас. Они — замечательный источник информации, но могут также приносить некоторый вред. Они способны оказывать мощное влияние на аудиторию. Они берут негативные или устрашающие истории и разворачивают их во всех подробностях. Отдельные сообщения могут даже привести некоторых людей в состояние паники. Негативные вести возбуждают негативные эмоции. Значительная часть информации деструктивна. Я осознала, что это направляет моё внимание и энергию в совершенно неверном направлении, потому что это всё — страшилки и агрессия. Не хочу быть марионеткой и позволять негативности стать моим кукловодом. Держусь подальше от токсичных влияний. Когда я игнорирую их, они бессильны по отношению ко мне, и я могу поддерживать свои эмоции в равновесии. Я верю, что то, что я читаю и думаю, это и есть то, что я собой представляю. Я предпочитаю жить своей собственной жизнью, мыслить непредвзято, изо дня в день радоваться реальности и дорожить позитивной информацией. Это моё мировоззрение — держаться подальше от дурных влияний, быть ближе к реальной жизни, а не к участию в хаосе.

Я очень признательна за те преимущества, которые предоставляет технология. Благодаря ей я могу узнавать о хороших вещах, происходящих в моём городе и во всём мире, о фильмах, которые стоит посмотреть, о музеях, в которых стоит побывать, о событиях, которые стоит посетить, об интересных местах, куда можно отправиться, об образовании, которое заслуживает того, чтобы его получить. Я научилась быть избирательной в том, что я смотрю, читаю и слушаю. Я люблю смотреть History, Discovery и другие познавательные каналы. Также люблю смотреть YouTube. Всегда нахожу там огромное количество полезной информации. Это вдохновляет, просвещает и развлекает меня. Я стараюсь больше сосредоточиться на положительном, потому что глубоко верю в силу позитивного мышления.

С другой стороны, у меня много свободного времени, когда я не прочёсываю интернет. Провожу без технологии один или два дня в неделю. Я оставляю телефон в другой комнате или дома, когда мне предстоит общение с природой или друзьями.

Я нахожу различные пути, как достигать равновесия, упрощать и в то же время наслаждаться моими отношениями с соблазнительной технологией.

Модная технология вовлекает меня в ненатуральный образ жизни, и я стараюсь вспомнить исключительную красоту природы, так же, как вести тёплые беседы в личном общении, а не онлайн. Хотя это абсолютное чудо, что мы можем общаться через интернет. Быстро, удобно, дух захватывает. Но что касается меня, то я предпочитаю меньше изощрённой технологии и больше красоты и изобилия природы.

Моя история

> Жизнь на самом деле проста, но мы упорно стараемся сделать её сложной.
>
> **Конфуций**

Бывают моменты в жизни, когда я должна остановиться и задуматься. Прекрасно помню день, когда я делала записи в дневнике. Внезапно я прервала это занятие и оглянулась вокруг. Комната выглядела иначе, не такой комфортабельной, как прежде. Появилось ощущение, что моя обстановка сложна и немного засорена. Что-то подтолкнуло меня встать и пройтись по моим комодам и шкафам, распахнуть двери пошире и посмотреть, что у меня имеется и от чего я должна избавиться. Казалось, что-то говорило мне: «Всё можно улучшить». Я стояла посреди своей гостиной, думая: *«Что же это всё означает?»*

Поразительно, как быстро я накапливаю всякую всячину. Я истратила кучу денег на вещи, которые мне не нужны. Захламлённость порождает также застой, так что поток энергии останавливается.

Дважды в год я избавляюсь от хлама. Я люблю это делать. Применяю простой подход. Если мне предмет нравится, я его оставляю. Если он не приносит пользы, я от него избавляюсь.

Даже когда я довольна тем, что меня окружает, такой подход улучшает ситуацию. Могу найти свои вещи быстрее, получаю в своё распоряжение освободившееся пространство и возможность радоваться новой обстановке. Оставляю элегантные и практичные вещи, освобождая себя от ненужного барахла.

Любые принадлежности, будь то одежда или «мусорная» почта, требуют внимания, и чем больше у меня разного имущества, тем больше внимания ему нужно уделять. Хлам крадёт моё время и энергию.

Я осознала важность дома, как основы жизни. Мой дом требовал превращения в место для комфортабельного существования, которое вызывало бы восхищение. Я пересмотрела своё окружение и решила улучшить каждый уголок в доме. Когда я начинаю каждый день с постановки какой-то специальной задачи, к примеру, почистить шкафчик в ванной комнате, это держит меня в состоянии занятости и располагает к креативности. Я начинала с малого, один ящик за один раз или один час в день. Проходила каждую комнату, слева направо, сверху донизу. Я хотела убедиться в том, что добрая энергия движется свободно без всяких преград. Я обратилась за профессиональной помощью к двум необычайным философиям: фэншуй и Мари Кондо. Эти концепции помогают восстановить гармонию между разными вещами в доме, на работе и отношениями с людьми. Они могут быть приспособлены к предпочтениям каждого индивидуума.

Фэншуй — это надёжный источник, который выдержал испытание временем. Это древняя китайская система создания гармоничного окружения, которое дарует безмятежность, процветание и хорошее здоровье. Это искусство расположения наших вещей так, чтобы облегчить приток благоприятной энергии в нашу жизнь. Цель фэншуй — сбалансировать *ци* (жизненную энергию) там, где мы живём и работаем, с людьми и местами, которые мы часто видим. Драгоценная энергия, которая циркулирует через все вещи, должна течь свободно.

Я провела простую инспекцию своей мебели, чтобы увидеть, не расставлены ли предметы слишком близко друг к другу или не перегораживают ли они мне дорогу. Я использовала тот же самый подход в применении ко всему в моём доме, могла даже с его помощью работать над любым специфическим аспектом моей жизни, чтобы его улучшить (работа, увлечения, деньги). Главной целью было сделать всё чистым и опрятным и превратить мой дом в дом моей мечты.

Мари Кондо верит в изменяющее жизнь искусство организации и приведения в порядок. Я — тоже. Она говорит, что «когда вы приводите свой дом в порядок, вы также приводите в порядок свои дела и прошлое». Я с наслаждением прочитала её книгу «Высеки искру радости» ("Spark Joy"). Она полна простых и практичных подсказок, которые я охотно встроила в свой стиль очищения и упрощения.

В некотором смысле я и есть мой дом. Постепенно я разработала определённый стиль. Я предпочитаю дорогостоящий минимализм дешёвому хламу. Стоит покупать хорошие вещи. В долгосрочной перспективе качество берёт верх над количеством. А также я предпочитаю ничего не хранить для особого случая. Особый случай именно сегодня. Мои предпочтения были источником вдохновения для этого проекта. А сутью проекта было содержать дом в чистоте, в порядке, обеспечивающем уют.

Я взглянула объективно на моё пространство, чтобы увидеть, где я могу вычистить хлам, сор и пыль и позволить *ци* течь свободно. Наилучшей последовательностью для меня было начать с кухни и столовой, а затем перейти к ванной, спальне, гостиной, шкафам, бумагам и сувенирам. Говоря о кухне, расчистка этой комнаты помогла мне лучше организовать хранение продуктов, уделить больше внимания тому, что я ем, и обеспечить более лёгкий доступ к тому, чем я пользуюсь наиболее часто, отставить подальше то, что используется нечасто, и избавиться от того, чем я не пользуюсь вообще.

Каждая часть моей жизни заслуживает внимания к качеству. Мои шкафы — не исключение. Они ждали моего пристального внимания. Когда я открывала шкаф, мне было трудно найти что-то подходящее. Даже при забитом гардеробе я, бывало, говорила: «Мне нечего надеть». Иногда мне было трудно расставаться с вещами из-за того, что я была привязана к ним, но, тем не менее, я начала это делать. Скажем, я носила вещь один раз или два. Если она мне нравилась, я оставляла её. В противном случае — избавлялась. Во время этого процесса я научилась, как сочетать разные предметы одежды, чтобы лучше выглядеть. Замечательно открыть шкаф и знать точно, что ты хочешь надеть. В конце концов, хорошо выглядеть и отлично себя чувствовать — это отражение приятного настроения.

Я продолжала хранить только ту одежду, которая меня бодрила и прекрасно выглядела на мне. Я аккуратно развесила всё в шкафу на вешалках, распределив по цвету, выделив секции для платьев, жакетов, юбок и брюк, сумок, ремней и обуви.

Вещи, представляющие сентиментальную ценность, такие, как фотографии и фотоальбомы, я оставила, но сократила их количество. К концу каждой недели у меня была одна или две сумки с содержимым для благотворительности.

Потребовалось несколько месяцев, чтобы упростить и упорядочить мою жизнь. Я радовалась тому, как много удалось достичь.

Изменения были глубокие; они давали мне душевный покой и позволяли жить в более комфортной среде. Вдобавок, мой дом стал элегантным, просторным и уютным. У меня появилось ощущение, что я нахожусь в другом, лучшем и более спокойном месте.

Простота — это высшая форма изысканности.

Леонардо да Винчи

Включившись в процесс упрощения всех областей своей жизни, я пришла к пониманию того, что мы все проходим через разные жизненные ситуации и, в то же время, через одни и те же. Иногда мы не знаем, как иметь с ними дело, и даже не знаем, с чего начать. Я говорю о высшей форме изысканности, которая на самом деле и есть простота. Да Винчи не мог ошибиться.

Когда я освобождала от всего ненужного мой чудный дом, я чувствовала прилив энергии. Я начала ощущать себя здоровее и комфортнее и испытываю чувство вдохновения, что доставляет мне радость. Сейчас меня окружает приятная обстановка, шкафы в отличном состоянии, пространство чистое и уютное, в вазе красивые, свежие цветы. Несколько простых изменений могут иметь существенные последствия. Мой дом приветствует меня теплом и радостью каждый раз, когда я открываю двери. В конечном счёте, это доставляет мне много удовольствия и приносит успокоение. Дом, милый дом.

Когда я пишу это, я сижу у окна в удобном кресле, попивая душистый горячий чай в уютной комнате. В такие мгновения я могу услышать биение своего сердца и прислушаться к тому, что оно мне говорит. Это, возможно, готовит меня к следующему заданию.

Было очень существенно создать тихое место, в котором я могла бы обдумать с ясностью в мыслях свой следующий шаг в жизни и приготовиться к его осуществлению. Мой следующий шаг — познакомиться с энергией денег и установить с ними более доверительные отношения.

Согласны ли вы с утверждением «Чистый дом = счастливая жизнь»?

Глава 6

Общие размышления по поводу денег

Богатство не у того, кто его имеет, а у того, кто им наслаждается.

Бенджамин Франклин

Формальное образование позволит вам жить; самообразование принесёт вам состояние.

Джим Рон

Энергия денег

Многие ли из нас знают, как обращаться с энергией денег? К сожалению, этому не учат в школах.

Золото, серебро и медь были наиболее популярным видом денег на протяжении столетий. В сегодняшнем мире деньги изготавливаются из бумаги, которая сама по себе не имеет никакой ценности. Но мы придаём ценность этой бумаге, популярность бумажных денег невозможно отрицать.

Я прошла через семь лет финансовой «засухи». Всё, что я делала, чтобы улучшить свою финансовую ситуацию, кончалось неудачей. Каждая дверь и каждое окно возможностей осталось закрытым, как будто вмешивалась какая-то сила, которая была значительно сильнее меня. Каждое движение, которое я делала, было обречено. Моей первой реакцией было считать себя жертвой. «Это несправедливо», — помнится, говорила я себе, сидя на кушетке и глядя на стопку счетов. У меня были долги, которые давили меня, как гиря. Я была в отчаянии. Не знала, плакать или смеяться. Я уверена, что подобная сцена знакома многим людям.

Временные финансовые трудности могут возникнуть у каждого, но когда мы смотрим на светлую сторону, никакая ситуация не выглядит совершенно безнадёжной. Если я попала в эту ситуацию, значит, я могу из неё выпутаться. Я принимаю вызов и стойко держусь перед лицом враждебных обстоятельств. Мой план был стать осведомлённой относительно денег, заплатить долги, отрегулировать свои финансы и овладеть искусством быть в хороших отношениях с энергией денег. Я хочу поделиться своими наблюдениями по этому своеобразному предмету.

> Деньги — ужасный хозяин, но великолепный слуга.
>
> **Ф. Т. Барнум**

Мы живём в материальном мире. Деньги — это нечто, с чем мы имеем дело каждый день. Многие вещи стоят денег. Деньги обычно определяют, как средство обмена. Мы получаем их за работу и тратим их на вещи, которые мы хотим иметь или в которых нуждаемся. Деньги существуют, чтобы служить нам, а не наоборот. Они созданы для того, чтобы принести нам радость и позволить позаботиться о себе, когда мы платим за наш дом, еду, одежду, образование и т.д.

Чудесно чувствовать себя нестеснённым в деньгах. Это не мой стиль — лишать себя удовольствий, таких как, к примеру, посещать спортзал или чем-то побаловать себя. Когда я трачу деньги, я всегда говорю себе: «Благодарю за щедрость». Всегда оправдывает себя плата за образовательные курсы, за хорошо проведённое время на ланче с друзьями, за путешествия.

Я хочу участвовать в обращении денег. Деньги созданы для того, чтобы находиться в обращении. Их энергия любит циркуляцию. Им не нравится находиться взаперти, они хотят двигаться. Когда деньги не циркулируют, наступает застой. Важно быть щедрым, это корректирует застоявшуюся энергию вокруг нас. Когда мы высвобождаем энергию денег, она всегда возвращается к нам. Если мы относимся к ней неуважительно, она нас покидает. У неё таинственные пути исчезновения и возвращения. Когда мы внимательны и добры ко всему, что окружает нас, мы получаем взаимность. Когда мы разумно распределяем поток денег, он всегда находит обратную дорогу к нам. Что даруешь, то твоё.

Моя история

> То, как вы справляетесь с неудачей, определяет, как вы достигаете успеха.
>
> **Дэвид Фехерти**

Ясно, что я переживала не лучший период. Это было время наблюдать и изучать, вместо того, чтобы беспокоиться, испытывать страх и негодование. В трудные времена само собой появляется некоторое желание отнестись к себе критически и поразмышлять. Устав созерцать свои счета, я начала учиться простоте и терпению. С какими бы ситуациями я ни сталкивалась, я всегда старалась найти в них что-нибудь позитивное.

У меня развилось желание разобраться, что я делаю не так, чтобы я могла это исправить. Казалось, деньги утекали у меня между пальцев. Возникало чувство, как будто что-то перекрывало мне дорогу к процветанию, или, возможно, я не знала, как направить энергию денег в нужное русло. Или у меня были плохие привычки, приводившие к потерям; если так, я бы хотела заменить их хорошими привычками, которые бы способствовали удаче и богатству. Может быть, это было связано с моим образом мыслей. Вероятно, я могла бы это изменить и начать жить легче. Трудно было отбросить все элементы моего застарелого мышления, но я была полна желания проделать некоторую внутреннюю работу. Или мне нужно было уберечься от того, чтобы деньги приходили ко мне в сопровождении неправильных мыслей. Определённо наступило время навсегда перейти от мыслей о нехватке к видению изобилия. Я приняла решение исследовать свои мысли и чувства относительно денег, думать о них позитивно, получить по этому вопросу как можно больше информации, выбрать финансовую свободу и вступить на путь, ведущий к финансовому благополучию.

Вступив на этот путь, я должна была узнать, сколько денег мне на самом деле нужно. Деньги — это не только физический объект, это также энергия. Нынче мы говорим, что энергией является всё. Солнце — энергия. Океан — энергия. Как отмечено в китайской философии, деньги — тоже энергия. Любой вид энергии может создавать или разрушать. Мы можем наслаждаться энергией солнца, приобретать красивый загар и пользоваться всеми преимуществами этой прекрасной энергии. Но та же самая энергия может обжечь нашу кожу в такой степени, что это нанесёт вред. Энергия денег может поставить нас в застойную позицию или может вознаградить нас изобилием. Всё зависит от того, как мы с ней обращаемся.

Самым лучшим советом было бы заглянуть в учебник и увидеть, что делать и чего не делать. Но такой учебник ещё не написан, и я вынуждена была написать свой собственный. Я провела много исследований относительно денег. Была нацелена на то, чтобы узнать, какого обращения требует эта энергия денег. Что представляют собой деньги? Как установить отличные отношения с их своеобразной энергией? Как узнать их получше и выработать в себе любовь и уважение к ним, с тем, чтобы рассчитывать на взаимную любовь? Как добиться того, чтобы деньги приходили легко и часто?

> Беден не тот, у кого слишком мало, а тот, кто жаждет иметь больше.
> **Сенека**

Деньги могут быть сладким словом. Мы можем позволить себе много прекрасных вещей. Но порой энергия денег соблазняет нас, доводя до болезненного состояния. Бывает два различных вида любви к деньгам — позитивный и негативный. Негативная любовь к деньгам — это когда мы одержимы ими. Завидуем удаче других, ненавидим людей, у которых есть деньги, боимся расставаться со своими деньгами и проявляем скупость. Тот, у кого такие мысли, не позволяет изобилию войти в его жизнь и блокирует поток энергии денег. Когда боятся потерять деньги, то зацикливаются на их отсутствии и приходят в беспокойное состояние от опасений, что они не появятся или что их будет меньше. Мысли об отсутствии денег приносят много страданий.

С другой стороны, когда денег слишком много, это тоже может привести к страданиям. Чем больше приобретаем, тем больше хочется. Желание иметь ещё больше ведёт к жадности и эгоизму. Это эффект нарастания снежного кома. Должен быть найден баланс, золотая середина. Когда мы позволяем деньгам взять власть над своей жизнью, зарабатывать их и копить становятся доминантными факторами для счастья. Сильное желание обладать ими приводит к зависимости. Всё, о чём думаем, — это как их раздобыть и накопить больше. Стремление копить деньги отвлекает внимание от того, чтобы наслаждаться жизнью. Мы лишаем себя счастья, и единственной целью становится копить и беречь. Мы думаем, что бережём, а на самом деле просто беспокоимся.

Когда мы беспокоимся о вещах, которые находятся вне нашего контроля, мы теряем зря время. Считаем, что охраняем наши деньги, но в действительности это — иллюзия. Если вы полагаете, что большая сумма денег на вашем счету в банке — это гарантия безопасности, подумайте ещё раз. Банки могут обанкротиться. Цены могут пойти вверх. Покупательная способность денег может упасть.

Нет ничего плохого в том, чтобы копить деньги, но сильная привязанность к ним может поставить вас под тотальный контроль. Тогда накопительство на самом деле возьмёт верх над радостью, которую могли бы доставить покупки, сделанные на эти деньги, например, билет на концерт или коробка шоколада. Сбережение денег может стать чем-то вроде наркотика. Можно сильно пристраститься и оказаться полностью одержимым этим. А быть одержимым и испытывать зависимость от чего-либо ведёт к страху это потерять, что, в конце концов, и происходит.

Например, я купила пару красивых и дорогих сапог. Я обожала их. Я была поглощена ими. Я боялась их испортить. Однажды у меня был назначен сеанс педикюра. Я сняла свои драгоценные сапоги и поставила их на место, которое казалось мне безопасным. Я была в восторге от них и проверяла их всё время, чтобы убедиться, что с ними всё в порядке. Рядом со мной стояла женщина, и мы разговаривали с ней. Она держала чашку кофе. Другая женщина проходила мимо и случайно её толкнула, и та пролила всю чашку кофе на мои сапоги. В этот момент я не рассердилась. Я осознала, что думала негативным образом и посылала своими мыслями неверный сигнал — сигнал беспокойства. Я сосредотачивалась на том, чего мне не хотелось. Для меня было очень важным не повредить сапоги. Я думала о них негативно. Это было для меня хорошее прозрение. Когда я беспокоюсь, это создаёт проблему. Когда расслабляюсь, это вызывает облегчение. Вещи становятся для меня менее важными. Я должна вернуться от одержимости к состоянию равновесия. Я быстро учусь на своих ошибках и стараюсь не повторять одну и ту же ошибку дважды. Слишком сильная привязанность и цепляние равнозначно потере. Иметь нейтральное и спокойное отношение к чему-либо, но продолжать любить и заботиться равнозначно удерживанию этого.

Интересно, что многие из нас верят и говорят: «У меня никогда не будет достаточно денег. Но я буду чувствовать себя лучше и безопаснее, когда они будут присутствовать в моей жизни, и в большом количестве».

У меня прежде были такие же взгляды. Появлялось тревожное настроение, когда я жаловалась на нехватку. Мои жалобы препятствовали возникновению финансовых потоков; если бы я избавилась от негативности по этому поводу, я бы могла начать жить с более приятным настроением. Когда я чувствовала себя ограниченной в деньгах, это рассеивало их энергию, и всё возвращалось ко мне с ещё более сильным чувством обделённости. Но если я прекращала жаловаться и переставала реагировать на нехватку и по сути дела содействовать ей, ситуация с деньгами в итоге приходила в равновесие.

Когда мы, беспокоясь о деньгах, излучаем негативные эмоции, мы привлекаем такое негативное состояние, которое способствует тому, что их становится ещё меньше. Недобрая любовь к деньгам, беспокойство, страх и сомнения обычно ведут к бедности. Если мы уделяем много внимания негативным мыслям о своих финансах и боимся их потерять, эти мысли будут подпитываться и множиться. Но если мы перестанем уделять им внимание, они быстро улетучатся.

Бывало, я допускала ошибку, говоря о деньгах плохо и отдавая предпочтение наихудшему сценарию, и так продолжалось до тех пор, пока я не обнаружила мудрое и практичное утверждение. Это был Закон Притяжения, который изменил мой взгляд на процветание. Его послание было простым: перестань сосредотачиваться на нехватке, начни фокусироваться на изобилии. Я изучала этот закон, прежде чем постигла его. Это потребовало некоторого времени. Чтобы возбудить в себе лучшие чувства по поводу финансов, я должна сосредоточить свои мысли на благополучии, и тогда ситуация с деньгами может измениться в лучшую сторону

Такой подход научил меня относиться к финансам проще и не зависеть от того, есть у меня деньги или нет. Я знала, что они придут, когда в них возникнет необходимость. Я нашла это откровение ошеломляющим. Прежде всего, я должна чувствовать и думать о деньгах лучше, и тогда мои финансы улучшатся. То есть на первом месте должна быть внутренняя работа. Я должна была изменить свои воззрения на деньги. Во время этого периода я успокаивала себя йогой или приятными прогулками. Как только я начинала беспокоиться, я делала что-то, что доставляло мне удовольствие.

К счастью для меня, обнаружился ещё один источник поддержки: это была книга Луизы Хей под названием «Исцели себя сам» ("You Can Heal Your Life"). Читая её, я начала любить и ценить свои счета. Помню, эта книга говорит о том, что надо любить счета, которые вы получаете, и перестать беспокоиться о них и о деньгах. Я продолжала повторять: «Я люблю мои счета». Поначалу я ощущала неловкость, произнося эти слова, но постепенно начала чувствовать себя более комфортно. Это стало моей мантрой, пока я полностью не уверовала в это сообщение. Я знаю наверняка, что хорошее, позитивное утверждение улучшает мой образ мыслей. Книга также открыла передо мной новую, ценную перспективу, и я очень благодарна за это.

Философия Закона Притяжения и Луиза Хей сформировали моё новое отношение к деньгам. Как только мы поймём, как пользоваться энергией денег, мы сможем достичь такого уровня финансового комфорта, который освободит нас от ежедневных стрессов, и наслаждаться тем образом жизни, который сделает нас и нашу семью счастливыми.

Позитивная любовь к деньгам, включающая в себя спокойствие и доверие, ведёт к благополучию. Сохранять спокойствие во времена нехватки означает доверие к процессу жизни.

Позитивные мысли о деньгах работают, как магниты, притягивающие деньги, и могут решить навсегда любую финансовую дилемму. Когда мы посылаем во вселенную правильный сигнал, это всегда возвращается к нам добром. Я благодарна за то, что уже имею. Когда я говорю об этой благодарности, это — правильный сигнал, посылаемый во вселенную. Позитивная любовь к деньгам означает достижение искусства привлекать, сберегать, тратить и наслаждаться ими.

У нас есть множество возможностей изменить любую ситуацию к лучшему.

Вот некоторые практические советы относительно большего притока денег и более позитивного отношения к ним.

- Будьте благодарны за то, что уже имеете.
- Уделяйте деньгам внимание.
- Считайте их с уважением.
- Отзывайтесь о них хорошо.

- Думайте о них позитивно.
- Укладывайте их в бумажнике аккуратно.
- Учитесь пользоваться ими разумно.
- Поддерживайте других людей.
- Делитесь своими идеями только с теми, кто, как вы считаете, может их понять.
- Зарабатывайте деньги с радостью.
- Принимайте деньги за свою работу с благодарностью.
- В идеале зарабатывайте деньги за работу, которую любите.
- Постоянно ищите в себе и развивайте свои таланты.
- Изучайте, как управлять деньгами.
- Любите деньги безоговорочно, но отстранённо.
- Позволяйте им течь к вам свободно.
- Тратьте их легко и радостно.
- Будьте разумны относительно накопления и трат.
- Думайте о ваших целях, и деньги к вам придут.
- Продвигайтесь к успеху и процветанию.
- Изучайте людей, достигших финансовой свободы.
- Держите свой дом чистым и незагромождённым.
- Изучайте скрытые секреты вселенной через мировую философию и Закон Притяжения.
- Будьте дающими. То, что вы даёте, вы даёте себе. Также то, что вы говорите другим, вы говорите себе. То, что вы желаете другим, вы желаете себе.

Я вижу прочную связь между здоровым образом жизни и личным процветанием. Когда я забочусь о себе, у меня меньше беспокойства о деньгах. Мой ум занят тем, чтобы быть заботливой, хорошо питаться, регулярно упражняться и быть благодарной за то, что имею. И когда я в порядке и умственно, и физически, это влияет на то, сколько я зарабатываю и как хорошо распоряжаюсь деньгами.

Есть прочная связь между чистым и незахламленным домом и притоком денег. В чистой среде энергия течёт благоприятно.

Жизнь полна чудесных даров и сюрпризов, которыми мы можем наслаждаться. Когда поступают деньги, я люблю себя побаловать. Это способствует хорошему настроению: пойти на балетный спектакль, послушать прекрасную музыку, посмотреть произведения искусства или проявить щедрость по отношению к кому-то. Деньги приносят радость, ощущение веселья, лёгкости, интереса, любви и уравновешенности. Я не говорю о том, чтобы швыряться деньгами. Я не делаю этого, но и не скуплюсь. Безрассудно тратить или копить каждый пенни в равной мере нарушает баланс. Я ищу разумный способ сохранять равновесие.

> Деньги — всего лишь инструмент. Они доставят вас куда угодно, но не заменят вас как водителя.
>
> **Айн Рэнд**

Что ещё важнее, я узнала, что деньги — это не самоцель. Это инструмент для того, чтобы достичь любой цели. Я предпочитаю думать больше о своих целях, чем о деньгах. Мне не нужно раздувать свои сбережения или сокращать затраты. Изобилие может проявляться в форме крепкого здоровья, любви, работы и душевного равновесия. Хорошо, когда меня мотивируют мои цели. У меня есть видение того, чего я хочу добиться. Я составляю план, и тогда появляются деньги для его поддержки. Некоторые люди руководствуются желанием сколотить как можно больше денег. Я пробовала это, и оказалось, что для меня это ложное направление.

Когда я начала лучше разбираться с энергией денег, у меня появились лучшие и более комфортные ощущения, связанные с финансами, и постепенно начала открываться истина об энергии денег. Я перестала при обращении с деньгами чувствовать себя напряжённо и испытывать ограничения и научилась сосредотачиваться на процветании. Я начала верить, что всё может обернуться отлично, и чувствовала себя в ладу с повседневной жизнью. Застой, вызванный деньгами, постепенно улетучился, энергия денег стала проявляться заметнее, и моя жизнь изменилась к лучшему. Финансовые взлёты и провалы больше не угрожали мне. Я уже знала, как с ними справиться.

Сейчас я в состоянии ответить на вопрос, который задавала раньше в этой главе: сколько денег мне на самом деле нужно? Разным людям требуются разные суммы. Что касается меня, то количество денег неважно, если оно покрывает мои расходы, и остаётся ещё немножко сверх того. Самая важная вещь — это доверять и испытывать спокойствие и находить правильный способ распределять их на всё: прежде всего, оплачивать вовремя все счета, а затем смотреть, что осталось, и тратить разумно. Как только вы научитесь справляться с тем, что у вас есть, у вас появится больше.

Когда у меня есть деньги, я радуюсь. Я в порядке. Когда мне не хватает денег, я делаю то же самое. Тогда я тоже чувствую себя хорошо. Я считаю себя счастливым человеком, потому что довольна тем, что имею, хотя, конечно, желаю большего.

Оглядываясь на мою финансовую «засуху», я вижу, что годы дискомфорта научили меня многому и сформировали мой характер. Я испытываю чувство благодарности за это, так же, как и за то, что научилась, как обращаться с деньгами: с любовью и уважением. Я старалась быть хорошей ученицей, хотела узнать и понять, как работает энергия денег, и как принимать правильные решения относительно затрат и сбережения. Это был замечательный процесс самопознания и самообразования. Я преодолевала финансовые затруднения, анализируя свои взгляды на деньги и просвещая себя относительно их своеобразной энергией. Наконец я вступила в лучший период своей жизни. После финансового дефицита наступил более благоприятный для меня период. Это был отличный способ трансформировать мою жизнь в сторону большего благосостояния

Радость финансовой свободы ждёт нас, когда мы хотим идти навстречу этой свободе. Когда есть сильное желание изменить всё к лучшему, то жизнь соответственно меняется.

> Инвестирование в знание приносит наилучший процент.
> **Бенджамин Франклин**

Сейчас я оплачиваю свои счета с удовольствием. Я благодарна за услуги, которые они предоставляют. Они дают мне возможность вести тот образ жизни, какой мне по душе. Я осмелюсь сказать, что нашла свой исключительный способ обращаться с энергией денег и наладить лучшую связь с этой благотворной энергией.

Живи щедрой жизнью. Тот, кто всегда даёт, всегда богат. Стань магнитом для процветания. Установи доверительные отношения с энергией денег. Пребывай в состоянии благодарности, изобилия. Доверяй жизни с любовью и признанием.

> Вы согласны, что деньги — это друг, который нуждается в уважении и достойном обращении?

Глава 7

Общие размышления по поводу любви

Жить, значит любить, любить, значит давать, давать, значит иметь.

Йоги Бхаджан

Цветы любви

Мне доводится слышать, как люди говорят, что жизнь коротка. Жизнь прекрасна и полна, чтобы ощутить её вкус и насладиться ею.

Жизнь — это бумеранг. От зоркого глаза не ускользает ничто из того, что подтверждает эффект бумеранга. Он всегда в действии. Как вы проживаете свои дни, каковы ваши намерения, мысли и поступки — всё это определяет, что именно вы получаете.

Жизнь — это чудесное путешествие. Это приключение без предварительного сценария. Любовь и доброта — качества, необходимые для этого путешествия. Вместо того чтобы жаловаться на жизнь, дайте старт позитивным переменам. Всегда найдутся возможности найти гармонию. То, о чём вы думаете, то и создаёте. Когда вы прекратите принимать жизнь как нечто само собой разумеющееся, вы заново откроете для себя свою внутреннюю способность ценить каждый день.

Мы можем строить свою жизнь, исходя из того, насколько она заполнена любовью. Когда мы испытываем любовь внутри нас, мы познаём всё, что с ней связано. В качестве награды мы можем узнать в этом процессе много о самих себе, потому что любовь — это путешествие к самопознанию.

Приглядитесь к своей жизни. Бросьте свежий взгляд на то, как она протекает. Что она собой представляет? Что на самом деле с вами происходит? Любите жизнь и себя. Любить себя — это значит относиться к себе с заботой, признанием и уважением. Измените привычное. Найдите место для нового и хорошего в своей жизни. Только вы сами можете возвысить свою жизнь и сделать её необычайной.

Я наслаждалась путешествием в поисках любви. Что я о ней узнала? Что любовь означает делиться с кем-то и заботиться о ком-то. Любовь предполагает благодарность, креативность, мудрость, любознательность, радость, смирение, позитивность, заботу о себе и доброту. Всё это можно развивать и практиковать. Любовь — это красота, которая заставляет ваши глаза сиять и излучать свет изнутри.

Энергия любви способна преображать. Она может помочь увидеть мир более ярким и добрым. Еда кажется более вкусной, наша работа воспринимается легче и доставляет радость, музыка звучит приятно и возвышающе, и отношения теплеют. Все проблемы кажутся решаемыми. Когда мы практикуем любовь, она начинает расцветать. Мы можем наслаждаться нашей жизнью, признавать её красоту и отдавать ей должное.

> В человеке должно быть всё прекрасно: и лицо, и одежда, и душа, и мысли.
>
> **Антон Чехов**

Мы рождаемся с красотой внешней и внутренней. Это есть в каждом и проявляется в талантах, в творческой работе, в сильных сторонах характера, в манерах, внешности, потенциале и верованиях, которые делают каждого из нас уникальными. Когда внутренняя и внешняя красота гармонируют, естественно возникает прекрасная личность. Я подразумеваю под этим доброту и благодарность по отношению к себе и к другим.

Мы можем затратить много времени и усилий, ухаживая за собой, чтобы лучше выглядеть. Но мы также можем потратить достаточно времени и усилий на то, чтобы открыть в себе внутреннюю красоту. Трансформации происходят и внутри, и вне нас. Почему бы не направить больше времени и энергии на то, чтобы больше узнать о любви и о самих себе и открыть себя заново?

Когда я осознала, что большинство людей испытывают дефицит любви к себе, я почувствовала, что не одинока. Самоодобрение и самопризнание — ключ к позитивным переменам. Если я не люблю себя и не принимаю себя такой, какая я есть, у меня нет стимула меняться к лучшему.

У любви много граней. Любовь к себе часто путают с эгоизмом, но это не так. Мы становимся эгоистичными как раз в том случае, когда испытываем недостаток любви к себе. Мы стараемся взять любовь от других, чтобы заполнить пустоту в себе. Мы думаем, что любовь — это то, что другие делают для нас, и что мы не в состоянии сделать для себя сами. Когда мы знаем, как любить себя, мы не ощущаем в себе пустоту. Мы получаем удовлетворение изнутри. Нам не требуется внимание других. Мы поглощены путешествием в поисках самих себя, и это приводит к улучшению качества нашей жизни.

Любить себя — это наша ответственность. Когда мы это делаем, это доказывает, что мы знаем, чего мы на самом деле заслуживаем и что мы готовы себе обеспечить. Любовь к себе и принятие себя настраивает нас на позитивный лад. Совершенствуя себя, мы можем примириться с недостатками в себе, так же, как и в других.

Моя история

> Вы сами, так же, как любой во всей вселенной, заслуживаете любви и нежности.
>
> **Будда**

> Хотите встретить любовь своей жизни? Посмотрите в зеркало.
>
> **Байрон Кэти**

Мы склонны фокусировать внимание на своих недостатках и проводим каждый день, осуждая себя и других. Мы очень искусны в том, чтобы находить маленькие пятнышки и делать их больше. В жизни больше критического отношения и осуждения, чем любви.

Первый шаг к тому, чтобы добиться желаемых перемен, — это принять самого себя. Если я себе не нравлюсь, то должна развернуться и выработать подлинную любовь к себе и отдавать себе должное. Я должна обращаться с собой уважительно.

Постепенно я смогу достичь положительного представления о себе и быть благодарной за то, что собой представляю.

Итак, я отправилась в путешествие в поисках любви к себе и признания себя. Это путешествие включает добрые чувства, когда мне нравится моя внешность, когда я лелею свою душу и тело, избавляюсь от негативного представления о себе, не критикую себя и не сравниваю с другими. Вместо этого я хочу видеть себя сильной, уверенной в себе и здоровой. Я полна желания принять вызов и выполнить эту интересную задачу.

Я оцениваю себя по шкале от 1 до 10. Если я даю себе оценку ниже 10, это значит, что я не люблю себя в достаточной степени. Это означает, что я ещё нуждаюсь в некоторой помощи, чтобы научиться ценить и принимать себя. Для этого я применяю упражнение с зеркалом, которое приводится в одной из моих любимых книг — «Исцели себя сам» ("You Can Heal Yourself") Луизы Хей. Она помогла многим улучшить своё здоровье и создать для себя жизнь, о которой они мечтали.

Один из методов Хей, который я называю позитивным упражнением с зеркалом, помогает мне осознать собственную ценность. Я использую большое или маленькое зеркало. Каждый раз, когда гляжусь в большое зеркало, я говорю что-нибудь позитивное о себе, вроде «так хорошо быть такой, как я», и посылаю себе воздушный поцелуй.

Когда я пользуюсь маленьким зеркальцем, какое-то время сосредотачиваюсь на том, чтобы обнаружить своё реальное «я» и спрашиваю себя: «Ты счастлива?». Я благожелательно гляжу себе в глаза, изучаю своё лицо и беру на заметку любые критические мысли по поводу своей внешности. Затем говорю приятные слова, вроде: «Я люблю себя, и мне нравится моё лицо, моя жизнь и этот чудесный день». Затем повторяю это опять, и на этот раз стараюсь поверить себе. Глядеть в свои глаза и принимать себя — это так здорово.

> Быть красивым означает быть самим собой.
> Вам не нужно, чтобы вас признавали другие. Вам требуется лишь самим признать себя.
>
> **Тхить Нят Хань**

Делая это упражнение, я преследую цель сфокусироваться на принятии и признании самой себя. Я замещаю свои самокритичные мысли более здоровыми и благожелательными. Поначалу кажется неловко награждать себя комплиментами, но по мере того, как привыкаешь к этому, начинаешь чувствовать себя более естественно и правдоподобно. И каждый раз я испытываю облегчение и комфорт, когда говорю об этом.

Цель этого метода — разрабатывать «мышцы» позитивного мышления. Положительные чувства, направленные на себя, помогают мне принять себя.

Когда я делаю это упражнение, это позволяет мне сказать (и осознать): «Хорошо быть такой, как я», и устранить тем самым необходимость сравнивать себя с другими. Господствующие представления о том, что стильно и популярно, формируют наше восприятие красоты. Журналы, специализирующиеся на здоровье и гламуре, продают мечту о быстром преображении. Когда мы рассматриваем прелестную женщину на обложке журнала, то, что мы видим, — это недосягаемое совершенство. Бывало, я тоже сопоставляла себя с подобными образами и иногда ещё продолжаю сравнивать свою жизнь с той, что ведут другие, что в немалой степени влияет на моё ощущение счастья. Но я делаю это всё реже и реже, потому что не вижу в этом особого смысла.

> Цветок не думает о конкуренции с соседним цветком. Он просто цветёт.
>
> **Зен Шин**

У нас у всех разные таланты и цели. Если мы отступим на шаг и воздержимся от того, чтобы критиковать и судить, мы можем чему-то научиться друг у друга. Стало быть, должно быть пересмотрено всякое сопоставление и соперничество, и от нездорового соревнования и конкуренции следует отказаться. Когда мы чувствуем себя удовлетворёнными тем, что имеем, мы не испытываем потребности в конкуренции.

Я решила сравнить себя не с другими, а с той, какой я была в прошлом, и была приятно удивлена некоторыми позитивными переменами. Вместо того чтобы состязаться с успехами других, я предпочла видеть в этих успехах уроки, вдохновляющие идеи и ободряющий пример. Я ищу достоинства, которым могла бы подражать, и что-то, что стимулирует меня и внушает желание претворять в жизнь. Я смотрю на примеры любви и доброты вокруг себя. Внедряя эти качества в повседневную жизнь, я практикую любовь и радую себя. Они также помогают мне уважать других людей и принимать их такими, какие они есть.

Полюби свой возраст

> Существует фонтан юности: это твой разум, твои таланты, творчество, которые ты приносишь в свою жизнь и в жизни людей, которых любишь. Когда ты научишься пользоваться этим источником, ты наверняка победишь свой возраст.
>
> **Софи Лорен**

Некоторые люди поклоняются юности и жизненной силе. Я предпочитаю постигать искусство здоровой жизни. Я не могу оставаться молодой долго. Юность даётся нам только на короткое время. Но мы можем быть здоровыми и красивыми всю жизнь. Улучшая свой образ жизни, я могу справиться с вызовами, которые бросает нам старение. Я могу изменить свои воззрения на здоровье и красоту, жить более яркой и созидательной жизнью и принимать каждую её стадию с благодарностью. Могу добавить к своим годам пульсирующую творческую энергию жизни. Выбор здоровья и благополучия и в то же время примирение с возрастом в корне меняют правила игры. Хорошее здоровье влечёт за собой спокойствие духа, доверие и позитивный взгляд в будущее. Именно от меня зависит, как сложится моя жизнь. Мне нравится тот факт, что я могу в любое время изменить её к лучшему. Могу представить себе желаемую реальность, посвятить себя ей и обеспечить потрясающие результаты в том, что касается здоровья и благополучия.

На протяжении всей жизни мы все хотим быть стройными, здоровыми, красивыми и стареть с достоинством. Важно помнить, что старость — это не седые волосы, морщины и дополнительные килограммы. Это ваша позиция, жизненная сила, любовь и забота к себе и согласие. Когда вы чувствуете себя молодыми, вы и выглядите молодо. Заботясь больше о том, чтобы большую часть времени чувствовать себя прекрасно и делая для этого всё необходимое, мы создаём позитивное состояние духа. Несмотря на седые волосы и морщинки, некоторые люди излучают молодость. Может быть, вы принадлежите к числу таких людей или хотите вступить в этот «клуб».

Для меня секрет здорового долголетия заключается в комплексном подходе к жизни. Что поступает в моё тело, становится частью меня на эмоциональном и физическом уровне. Подлинный «фонтан юности» — это получать удовольствие от здорового образа жизни. Стремление оставаться молодым включает идею «умеренности во всём», тщательную заботу о себе, необходимость отлично себя чувствовать, быть благодарной, креативной и позитивной. Я стараюсь предпринимать действия, улучшающие моё здоровье, они улучшают также качество моей жизни.

Комплексный подход может помочь усилить все системы в организме. Если они содержатся в хорошем состоянии, то это укрепляет здоровье. Подобное мировоззрение включает позитивное мышление, питательную еду, здоровые напитки, подходящие для вас упражнения, свежий воздух, приносящий отдых сон, хорошее взаимопонимание, тягу к изучению интересных тем и упор на персональный рост и развитие. До тех пор, пока мы чувствуем, что вовлечены в жизнь, и она нас вдохновляет, желанные перемены будут осуществляться. Если мы поддерживаем дух юности, полный интереса и любопытства, то остаёмся молодыми и здоровыми. Что вы вложите в себя, то и получите в ответ.

Вы можете сказать: «Да, я всё это понимаю, но меня всё равно беспокоят морщины». Конечно, такое бывает. И это нормально. Но любовь к себе и принятие себя меняют ваше отношение к внешности. Если вы вовлечены в интересные, захватывающие проекты, у вас нет времени для жалости к себе и самобичевания.

Ваше время и энергия будут расходоваться разумно, будучи обращены в позитивном направлении и нацелены в русло созидательной работы.

В моей работе я люблю последовательность; это помогает поддерживать чувство гармонии. А быть последовательным и иметь хорошие привычки — это ключ к тому, чтобы чувствовать себя отлично. Качество моей жизни зависит от таких привычек и от разумных решений. Каждый раз, когда я принимаю решение с позиций любви, это улучшает мою жизнь. Я стараюсь делать выбор, когда я в хорошем настроении. Когда я принимаю решение, основанное на любви, я его продумываю, у меня нет спешки. Я испытываю волнение, если я довольна таким решением. Например, я почти закончила писать свою книгу. Что я должна делать дальше? Что мне любопытно? К чему я пристрастна? Какой следующий шаг улучшит в целом моё здоровье? Мне нужен проект, который вдохновит меня и позволит чувствовать себя удовлетворённой, придаст моей жизни ощутимый смысл.

Увлечение возникает из того, что вызывает у меня интерес. Я всегда интересовалась травами. В 2006 году прошла курс и получила сертификат по гербализму в Открытом Центре (Open Center). К сожалению, я не пошла дальше в изучении этого предмета, но он отчасти вошёл в мою жизнь. Целебные травы — это щедрый дар нашей изобильной планеты. Использование трав повышает жизненную силу и поддерживает баланс в организме. Я хочу изучать их глубоко и применять в своей практике, чтобы помогать себе и другим. Таким образом, моё решение было принято на основе глубокого интереса к травам. Мне нравится идея посещать учебные заведения, учиться и знакомиться с новыми людьми. Благодаря учёбе молодею душой. Я нашла стоящий и практичный путь, который заслуживает того, чтобы следовать по нему, и довольна своим решением. Оно кажется правильным.

> Я верю, что мы можем оставаться молодыми, окружая себя вещами, которые помогают нам чувствовать себя молодыми.
>
> **Дэвид ДеНотарис**

Ещё один секрет сохранения молодости состоит в том, чтобы держать тело в подвижном состоянии и душу в спокойствии.

Когда я привожу свой внешний вид в соответствие с возрастом и понятиями о красоте, я узнаю больше о том, что собой представляю, и больше себе нравлюсь. Я могу быть верна себе.

Мне исполнилось шестьдесят. Я не имею ничего против того, чтобы стать старше. Я не буду этому сопротивляться. Вместо этого хочу заключить мир с самой собой. Я просто хочу хорошо выглядеть и хорошо себя чувствовать без оглядки на возраст. Делаю упражнения, правильно питаюсь и тщательно забочусь о своём душевном и физическом здоровье. Я практикую йогу и самопознание. Для меня стареть красиво означает создание здоровой дисциплины сна, еды и упражнений, а также пребывание на природе и общение с единомышленниками.

Я не принимаю лекарств по рецептам. Душевное спокойствие — это для меня самая благотворная таблетка. Использую целительные методы, которые наделяют тело и дух способностью самолечения. Рефлексология — один из них. Я прибегаю также к лечению травами и твёрдо верю в их силу. Когда хочу улучшить своё здоровье, то ставлю перед собой позитивную цель — углубить свои отношения со связанными между собой телом и душой. Я отвожу время на то, чтобы создать внутреннее чувство спокойствия, дорожу временем, проведённым наедине с собой, с благодарностью думаю о сегодняшнем и завтрашнем дне, сосредотачиваюсь на хороших вещах в жизни и стараюсь сделать её такой дивной и волшебной, какой только могу. Начинать каждое утро с благодарности — это задаёт тон и прекрасную атмосферу на весь день.

Что касается меня, то я не собираюсь пользоваться ботоксом или другими наполнителями. Они представляются мне агрессивными, болезненными и ненужными. Мне нравится узнавать себя в зеркале. Впрочем, эти средства, когда применяются со вкусом и умением, в правильных дозах, могут иметь довольно хороший эффект. Я встречала людей, которые после таких процедур выглядели замечательно.

Я очень верю в уход за кожей лица (facial), хожу к косметологу, делаю это регулярно с тех пор, как стала приближаться к тридцати. Внешний вид кожи улучшается, она становится более упругой и влажной, и моё лицо выглядит сияющим без макияжа. Моя любимая часть этой процедуры — массаж лица. Всегда выбираю время для ухода за кожей. Использую очищающие и питательные средства в виде крема. Также стараюсь ложиться спать рано и вставать пораньше. Это улучшает настроение.

Мы можем достичь желаемого состояния благополучия, когда изо дня в день делаем правильный выбор. Каждое утро ставьте перед собой позитивную задачу стать в чем-то лучше, здоровее, более уверенными в себе, более дисциплинированными, стать спокойнее, добрее, счастливее. Обеспечьте добрые и прекрасные перемены в себе и выработайте подход, который во всём будет вам по душе.

Иногда идя к цели, мы что-то делаем, но ничего не получается. Мы не видим результата. Это период трансформации. Старое и привычное должно уйти, чтобы появилось новое и незнакомое. Просто сохраняйте терпение и продолжайте добиваться осуществления вашей мечты. Великие вещи происходят с людьми, которые не боятся перемен.

> Сделайте выбор в пользу развлечений. Развлечение вызывает удовольствие. Удовольствие приглашает к участию. Участие сосредотачивает внимание. Внимание расширяет осведомлённость. Осведомлён-

ность приводит к пониманию. Понимание порождает знание. Знание облегчает действие. Действие даёт результат.

Освальд Шэллоу

Любовь — это путь к успеху. Успех — это процесс. Неважно, сколько шагов нам нужно сделать по пути к личному благополучию. Когда мы получаем удовольствие от каждого шага, мы перестаём их считать.

От любви к себе — к сочувствию

Когда я люблю себя, только короткий шаг отделяет меня от любви к другим.

Энн Уилсон Шеф

Если вы хотите, чтобы другие были счастливы, проявите сочувствие. Если вы сами хотите быть счастливы, проявите сочувствие.

Далай Лама

Любить себя вовсе не эгоистично. Наоборот, чем больше я узнаю о своих нуждах, желаниях, о своей истинной натуре, тем более сопереживающей и уважительной становлюсь по отношению к себе и другим людям. Начинает формироваться новая оценка собственной значимости, и мои приоритеты меняются. Я начинаю любить себя со всеми своими недостатками, продолжая в то же самое время работать над тем, чтобы улучшить себя, проявлять больше сочувствия и стать добрее и мудрее.

Что требуется, чтобы этого достичь?

Любить себя и сочувствовать себе — это форма добрых и плодотворных взаимоотношений, прежде всего с собой. Я стремлюсь сделать их приятными и заботливыми, насколько это возможно. Узнавая больше о себе, я оказываюсь способной проявлять больше сочувствия к другим. Когда я проявляю интерес к своему характеру и своей индивидуальности, я лучше понимаю других. Когда мы хорошо относимся к себе, мы благожелательнее относимся и к другим. Регулярная практика сочувствия приводит к тому, что мы лучше себя чувствуем, и это помогает поступать лучше.

Если я переживаю неудачу или болезнь, я узнаю, каково это потерпеть неудачу или заболеть. Приобретаю сочувствие к себе и узнаю о вызовах, с которыми сталкиваются другие, оказавшись в тяжёлой ситуации. Мы все сталкиваемся с препятствиями, болезнями, печалями и поражениями. У нас у всех те же самые человеческие чувства, потребности, цели, желания, усилия. Ситуации бывают разные. Но как мы с ними справляемся, вот что важно. У нас разные эмоциональные и духовные пути и традиции, но простая доброта и сочувствие — это универсальный пункт, где мы все сходимся.

Сочувствие — это чувство сострадания к себе и к другим. Оно вызывает желание поставить себя в положение другого человека, испытать расположение к нему и ощутить его или её боль. Не всегда легко понять взгляды других людей, полюбить и принять их. Возможно, потребуются усилия, чтобы взглянуть на проблему в другой перспективе. Мы часто считаем, что наше мнение правильное, а мнения тех, кто не согласен с нами, неверны. Легко сочувствовать тем, чей жизненный опыт и воззрения подобны нашим. А если ситуация нам не знакома, можем ли мы испытывать сочувствие? Да, мы можем. Мы можем понимать идеи и мнения других людей, если мы практикуем сострадание. Это может оказаться немного труднее, но всё-таки мы можем открыть наши сердца, если захотим.

Когда жизнь приносит невзгоды, любовь и сочувствие сделают нас сильнее. Жизнь несовершенна, но есть немало поводов для того, чтобы радоваться и привлекать больше любви и сострадания в наши сердца.

Любовь и сострадание могут улучшить нашу способность находить опору перед лицом стресса, помочь нам идти вперёд, получая удовольствие от каждого шага, и двигаться в хорошем темпе через все уровни жизни. Это даёт нам шанс иметь новые мысли, чувства и действия. Они побуждают нас продолжать идти в направлении нашей мечты. Благодаря этому мы выбираемся оттуда, где застряли, где столкнулись с враждебностью и были частью проблемы, и вместо этого становимся частью решения этой проблемы.

Сострадание — это нечто, что мы можем развить, практикуя это. Мы можем практиковать сострадание каждый день, когда сталкиваемся с людьми, которые нуждаются в поддержке. Нужно только иметь желание. Научиться испытывать сострадание просто. Когда вы начинаете критиковать себя и других, сделайте паузу и замените свои критические и осуждающие мысли более ободряющими и полезными. Это позволит вам оставаться на связи с вашим подлинным «я».

Я работала упорно, добиваясь уверенности в себе, любви к себе и самопризнания. Всё это приходило ко мне постепенно, по мере того, как я шла по дороге познания жизни. Теперь получаю удовольствие от того, чему научилась, и продолжаю учиться признательности по отношению к себе и к другим.

Какие бы ни складывались в жизни ситуации, мы справляемся, и каковы бы ни были наши намерения, осуществление любого из них состоит в том, чтобы быть добрым, любящим, позитивным и благодарным. Чем больше у меня позитивных эмоций, тем лучше я подготовлена к трудностям. Когда я прохожу через любую жизненную ситуацию осознанно и позитивно, я могу управлять ею и рассчитывать на положительный исход.

Имеет смысл только любовь. Когда вы оказываетесь в такой точке своей жизни, когда не знаете, что делать, или чувствуете себя растерянными в ситуации, которая касается здоровья, целей и выбора, вы можете отправиться в путешествие по маршруту от любви к себе к сочувствию. Важно иметь своё личное представление о будущем и стремиться к нему.

Идите по направлению к любви. Посвятите себя исключительному и прекрасному процессу созидания вашего благополучия. Путешествие само приведёт вас куда надо.

Согласны ли вы, что наиболее важные отношения в вашей жизни — это отношения с собой?

Глава 8

Общие размышления по поводу Магического Дня

Каждый день — это новая возможность. Я намерена сделать этот день замечательным днём.

Луиза Хей

Сделайте сегодня изумительным

Здравствуй, утро! Я приветствую твою красоту. В новом дне есть что-то магическое. Каждый — чудо и драгоценный подарок. Разве это не прекрасно, что мы можем начинать заново каждое утро и делать наши дни более воодушевляющими, полезными, интересными и занимательными!

Любить нашу повседневную жизнь — это искусство. Искусство жить здоровым, счастливым, пылким, позитивным и вдохновлять других делать то же самое.

Работаю ли я или у меня выходной, отношусь к каждому дню по-особому. У каждого разная энергия; некоторые дни приносят новые идеи и энтузиазм. Такие дни протекают легко и радостно. Другие дни более серьёзные, посредственные, с низкой энергией. Я осознала, что принимать день, каким бы ни было ваше настроение, — это ключевой фактор.

Утро — лучшее время, чтобы выработать позитивные намерения для магического дня. Когда у меня позитивные мысли, мой разум, тело и дух действуют синхронно. Поэтому я просыпаюсь каждое утро и громко заявляю: «Сегодня у меня такое чувство, что день будет чудесный, и я буду наслаждаться всем, что он принесёт».

Что бы ни случилось сегодня, хочу быть покладистой и сделать приоритетом ощущение счастья и мира в себе и размножать хорошее вокруг себя. Когда у меня есть доступ к позитиву, я рисую себе день в ярких красках. Всё кажется лёгким, приятным и приносящим удовольствие.

Каждый день начинается с предыдущего вечера, с удобной кровати и подушек, с погружённой в полумрак и уютной спальни и сладких снов. После хорошего ночного сна просыпаюсь освежённая, с приятными мыслями и словами приветствия, обращёнными ко дню. Я задерживаюсь на несколько мгновений перед тем, как встать и подумать о том, чего я жду от этого дня. Я планирую каждый день, задумывая комбинацию полезной еды, обилия питьевой воды, упражнений, выполнения определённых задач и солнечного настроения относительно себя и других. У меня возникает твёрдое намерение обеспечить себе приятный день и решимость находиться в лёгком и гибком настроении и быть великодушной со всеми, кто встретится на моём пути, — с друзьями, семьёй, коллегами и незнакомцами.

Когда-то я принимала дни, как нечто само собой разумеющееся, и обращалась с ними, как с чем-то обыденным; они пролетали, словно на автопилоте, я не замечала красоты и добра вокруг себя. Я признаю, что растратила впустую много дней, проводя их в обидах и разочаровании. Это было нездоровым и негативным явлением, и однажды я себе сказала: «Я способна на лучшее».

Сейчас я встречаю каждый день с благодарностью. Любой из них приносит свои дары и возможности. Я хотела бы научиться проживать день гармонично. Когда сталкиваюсь с унылыми людьми, нет нужды позволять им испортить мой день. Их настроение не имеет ничего общего со мной. Я не нуждаюсь в их одобрении. Что другие люди думают обо мне, никак не влияет на мою жизненную позицию. Продолжаю двигаться, верить в добро и проявлять лучшее, на что способна. Я верю в то, что защищена позитивной энергией, и я поглощена изучением того, как найти смысл и радость в каждом чудесном дне.

> Оставаться спокойным — высочайшее достижение нашего «я».
>
> **Йоги Бхаджан**

Многое происходит каждый день. Как подойти к концу дня с той же энергией, с какой вы его начинали? Вот добрый совет: не растрачивайте энергию понапрасну. Лучше распределяйте её равномерно. Будьте избирательны и разумны в том, куда направлять ваше время и внимание. Если вы расстроены или оказались в трудной ситуации или в неблагоприятном окружении, берегите свои драгоценные силы, сохраняя спокойствие. Вы можете научиться сохранять свою энергию, не поддаваясь негативным влияниям. Что бы ни случилось, оставайтесь спокойными. Спокойствие ограждает вас от окружения, и вы можете наслаждаться днём. Не вините и не судите других. Пусть они будут такими, какие есть, а вы оставайтесь на собственной территории. Радуйтесь тому, чем располагаете сегодня.

Если вы хотите на протяжении дня восстановить свои силы, полностью отвлекитесь хотя бы на три минуты. Дайте возможность расслабиться своему разуму, телу и эмоциям, слушая музыку, погрузившись в дремоту, читая книгу, замедлив дыхание или отправившись на прогулку. Если вы хотите сосредоточиться на своих целях и мечтах, просмотрите на YouTube темы, которые представляют для вас интерес, и выберите что-нибудь, что можно изучить, или послушайте медитацию, которая позволит расслабиться.

Когда я медитирую или читаю хорошую статью, я отвлекаюсь от забот о делах, намеченных на сегодня. Такие моменты позволяют мне отдохнуть и восстановить жизненные силы. Когда я систематически напоминаю себе о том, что надо остановиться, успокоиться и уделить внимание своему самочувствию, это подпитывает мою энергию и упорядочивает мои размышления, и таким образом я могу продолжать наслаждаться днём.

Ещё один из моих излюбленных способов пополнить энергию — это вообще ничего не делать. Каждый день отвожу какой-то отрезок времени, чтобы побыть наедине с собой, помолчать, сделать паузу и успокоиться, — это моё личное время.

Во время такого периода тишины прислушиваюсь к самой себе. Провожу время с собой, стараюсь установить связь с собой. Я сажусь в кресло или на подушку и устраиваюсь в комфортной позиции, без музыки, без телефона и без каких-либо других отвлечений. Затем я закрываю глаза, привожу в порядок свои мысли и дышу глубоко, чтобы успокоить мой ум. Созерцаю ли я в своём уме картину того, что стимулирует меня, пересматриваю ли мои желания, решаю ли, что важно в моей жизни, общаюсь ли с природой или устраиваю чайную церемонию в молчании, наедине с собой, всё это помогает мне восстановить свою энергию.

Пребывание один на один с собой даёт мне чувство невероятной лёгкости и комфорта. Это моя любимая техника медитации. Для меня медитация — это то же самое, что релаксация. Я радуюсь, находясь в уединении. Счастливые моменты наедине с собой создают покой в моей душе и помогают мне определить свои цели.

Чему я научилась, так это тому, что не нужно перегружать свои дни. Я придерживаюсь простого расписания. Две или три задачи для меня достаточно, чтобы чувствовать себя продуктивной. Добавлю также такие вещи, как учиться проживать дни, сбавляя темп, снижая стресс, позволять дню следовать своим чередом и протекать естественно, не слишком навязывая свои идеи и ожидания и не создавая беспокойства. Я нахожу, что, когда у меня есть чёткая идея относительно того, как я хотела бы провести день, гораздо чаще это не проходит в точности так, как планировала. Тогда испытываю огорчения, но их очень легко избежать, если сосредоточиться на вещах, которые действительно имеют значение, к примеру, на таких, как идти к цели и вести здоровый образ жизни. Намного лучше проявлять гибкость и принимать то, что происходит, с открытой душой.

Взгляните на свою жизнь и окружение позитивно и с признательностью. Будьте более оперативными, действуйте без спешки и верьте, что каждый день течёт в направлении доброты и изобилия.

Я начала рассматривать свои дни как возможность для служения людям. Невозможно помочь и делать добро для всех, но вполне возможно помогать некоторым и делать для кого-то добро и, что самое важное, не причинять никому вреда.

Для меня служить — это рассматривать каждую ситуацию как шанс дарения. Для этого есть много путей, таких, как быть внимательной, заботливой, благодарной, любящей, доброй и уважительной.

Прислушивайтесь внимательно к себе, к вашей семье, друзьям и другим людям. Хвалите, делайте комплименты, ободряйте по поводу хороших стратегий, выборов и усилий. Мы всегда можем поддержать друг друга.

Делать добро — это ключ к тому, чтобы хорошо себя чувствовать. Чем больше мы делимся хорошим настроением, тем больше мы получаем. Когда мы проживаем день с хорошими ожиданиями, с добротой, благодарностью и готовностью делиться всем этим, мы получим в ответ то же самое.

Такой подход приносит нам мир, радость и удовлетворение, а также посылает всё это по всему свету. Искусство дарения — это искусство развития добрых отношений с собой, природой и духовностью.

Взгляните на свою жизнь и окружение позитивно и с признательностью. Настройтесь на счастье и радость. Будьте спокойны за своё будущее. Идите по жизни без спешки и верьте, что каждый день течёт в направлении доброты и изобилия. Сделайте себе праздник.

Медитация Чудесного Дня

Позиция позитивного ожидания — это признак незаурядной личности.
Брайан Трейси

Однажды я пообещала себе, что научусь иметь ожидания позитивного от повседневной жизни, так как я знаю, что ожидания становятся реальностью. Как учит мудрость, то, что вы в состоянии себе представить, того и можете достичь. Итак, я сделала правилом тренировать себя так, чтобы видеть во всём светлую сторону, несмотря ни на что. Для меня стало приоритетом проживать каждый день в радостном и благодушном настроении. Я решила поверить в то, что всё пойдёт хорошо и будет работать в мою пользу. Я встаю каждое утро в предвкушении приятных событий, которые наполнят мои дни радостью.

Что вы хотели бы создать и испытать сегодня?

Простая и практичная техника поможет вам насладиться днём и улучшить своё душевное равновесие. Найдите время изучить её и практиковать, и вы сможете добиться замечательных результатов.

Обратите внимание на свой ход мыслей, даже если он неприятен или далёк от идеала. Не дайте этим мыслям завладеть вами. Скажите себе: «О, как интересно!». Будьте нейтральны и избирательны по отношению к своим мыслям. Отбирайте только приятные и ободряющие. Ищите основания для спокойствия и удовлетворения. Думайте о том, что хорошо, позитивно в вашей нынешней ситуации.

Расслабьтесь на десять–двадцать минут, затем вообразите себе что-то, чего вы хотите достичь, создать или улучшить. Направьте свой разум на самые лучшие и самые роскошные вещи, которые хотели бы сделать, или на то, какой личностью вы хотели бы стать. Сначала приходит мечта, затем она становится реальностью.

Воображайте ясную картину, живой образ себя и других. Сядьте и в точности запишите, что вы надеетесь испытать сегодня. Пишите с тёплым и радостным чувством. Изложите всё это на одной странице, не уходите в детали. Если вы считаете, что дневник не для вас, просто зрительно представьте себе свои ожидания. Это всё равно, что в уме репетировать каждое движение дня.

Настройтесь на день с приятными ожиданиями. Всегда рассчитывайте на успех. Чем более вы чётки и конкретны, тем более успешным окажется ваш день. Постарайтесь мысленно разглядеть желаемое и прочувствовать в своих эмоциях, как если бы вы уже имели именно то, что хотели. Наши мысли и чувства имеют огромную силу. Когда мы сосредотачиваем своё внимание на позитивных мыслях и добрых чувствах и действуем, руководствуясь ими, мы создаём себе лучшее настроение и отношение ко всему.

Затем просто направьте огромное количество света и любви на воображаемую сцену и держите в таком состоянии, пока не почувствуете, что образ готов уйти и наблюдайте, как он будет разворачиваться дальше, по мере того, как день продолжается. Когда мы шлём в данную ситуацию и по всему миру добрую энергию, она возвращается к нам многократно умноженная.

Не настраивайтесь на какой-то определённый исход. Оставьте место для неожиданного и удивительного. Отстраняйтесь от того, что находится вне вашего контроля. Надейтесь на доброе и в то же самое время не цепляйтесь за ожидания. Наблюдайте, не увлекаясь. Просто будьте свидетелями и с благодарностью принимайте то, что к вам приходит. Отнеситесь к ситуации спокойно и не зацикливайтесь на результате.

У каждого человека есть интуиция, нужно только это признать и соединиться со своей внутренней мудростью. Прислушивайтесь к своей интуиции. Доверяйте своему внутреннему «гиду», и он поможет вам двигаться в правильном направлении. Когда вы внимательны к своей интуиции, она нашепчет вам правильный выбор, лёгкое решение. Этот процесс работает, когда мы следуем внутреннему «ведущему», подсказывающему, что нам делать и чего не делать. Мне нравится прислушиваться к этим подсказкам и действовать в соответствии с ними. Когда я поступаю так, я осознаю преимущества этого. Если мы их не ценим, мы их лишимся. Это простой путь прислушаться к своему внутреннему бытию, к своей душе. Не игнорируйте эти шепоты.

Интуиция посещает нас каждый день. Хотим ли мы взять такси или воспользоваться автобусом, или добираться до нужного пункта пешком, мы мысленно выбираем способ передвижения. Когда мы прислушиваемся к своей интуиции, она всегда приводит нас к выбору наилучшего варианта.

Проведите больше времени в тихом, способствующем позитивным эмоциям месте, и вы сможете отчётливее услышать голос своей интуиции. Если вы прислушаетесь к ней, вы примете разумные решения. Наиболее благоприятные ситуации представятся сами собой, так что будьте мысленно готовы к ним. Настройтесь на доброту и верьте в свою мечту, невзирая на временные трудности.

Каждый день приносит шанс начать заново и позволить себе привнести в свои дни всё, что хотите. Создавать то, чего вы желаете, с любовью, с позитивными намерениями и с искренним сердцем — это волшебство. Необычайные вещи случаются каждый день. Порадуйтесь им и сделайте сегодняшний день восхитительным.

Один день за один раз

> В каждом дне 1440 минут. Это означает, что у нас есть 1440 возможностей положительного воздействия.
>
> Лес Браун

Я люблю такие дни, когда всё складывается хорошо, и когда мне удаётся много сделать. Люди улыбаются и реагируют позитивно.

Я хорошо чувствую себя в такие дни и хочу настроиться на то, чтобы их было больше.

Последнее время часто думаю о том, как строить будущее день за днём и делать каждый из них уникальным. Это реально, потому что мы можем получить помощь из мудрых источников, таких, как карты таро, гороскопы, нумерология и классическая китайская книга "I Ching" («Книга перемен»).

Эти системы подобны навигационным инструментам, которые могут помочь выбрать направление к лучшей жизни, узнать, на чём нужно сфокусировать наше внимание и изучить, как себя защитить, особенно в турбулентные времена. Они были популярны на протяжении тысячелетий, так как доказали, что действительно помогают. Они также могут удовлетворить наше любопытство по поводу будущих событий. Каждое из них в той или иной степени влияет на нашу жизнь.

Карты таро

Они могут быть использованы для предсказания будущего. Если у вас есть вопрос, вы получите от них ответ. В наши дни легко обеспечить чтение таро на YouTube. Я нахожу там некоторые из моих самых любимых чтений. Предсказание будущего с помощью карт таро может быть занимательным и очень полезным.

Гороскоп

Я также уделяю внимание лунным циклам и читаю свой гороскоп. Человеческой натуре свойственно проявлять любопытство относительно завтрашнего дня. Мы находимся под влиянием планет. Энергия планет поразительная, очень мощная. Она вторгается в нашу жизнь и производит изменения, даже когда мы об этом не просим. Она приходит и уходит. Она всё время движется, воздействуя на нас благоприятно или неблагоприятно, в зависимости от наших лунных знаков. Наша жизнь зависит от настроения планет. Они могут спасти нас от трудных ситуаций или, наоборот, создать сложности. В астрологии есть много загадок. Это очень интересная тема, которая заслуживает того, чтобы узнать о ней больше.

НУМЕРОЛОГИЯ

Ещё один инструмент для духовного руководства или для прояснения цели жизни — нумерология. Нумерология — это мистическая арифметическая система, которая помогает нам познать наш характер и личность для того, чтобы преуспеть. Слушая нумеролога на YouTube или читая книги по этому предмету, мы можем просвещать себя и формировать наши собственные мнения. Когда у нас возникает дилемма, или нам нужно руководство в какой-то ситуации, или мы хотим приобрести новые навыки, нумерология может провести нас через мудрость цифр. Я поражаюсь тому, как точна эта информация и как проницательна относительно моей личности, моих способностей, моих слабостей и моих талантов. Это помогло мне предпринять позитивные действия и лучше понять мою личную судьбу.

«Книга перемен»

Это древняя китайская книга под названием «Идзин». Это слово означает «система изменений». На протяжении тысячелетий книга помогала людям найти осмысленные ответы на многие вопросы. Это — проверенный временем метод, который может способствовать принятию правильных решений. Книга основана на концепции «инь-янь», которая представляет идею изменения и равновесия в природе и внутренней, и внешней гармонии. Концепция «инь-янь» берёт начало в китайской философии таоизма. Изучение этой концепции помогает вести гармоничную и сбалансированную жизнь. Равновесие — это сердцевина древней таоистской мудрости.

Когда я ищу совета в «Книге перемен», всегда вижу возможности и изучаю, как избежать трудностей. Становлюсь всё более и более осведомлённой о постоянно меняющихся условиях вокруг и внутри меня. Это просто, занимательно и ободряюще. Прочитав ответ на вопрос, я прихожу к мысли о том, что делать, или к мысли не делать ничего, или к мысли направить своё внимание на что-то другое. Когда сталкиваюсь с озадачивающими альтернативами, эта исключительная книга помогает мне сделать правильный выбор. Когда принимаю верное решение, основанное на чувстве лёгкости и комфорта, я могу сразу это распознать, так как чувствую себя комфортно. Я испытываю всплеск энергии и готовности действовать в соответствии с моим новым планом, как если бы что-то мне подсказывало: «Твой выбор одобрен».

Когда оказываюсь в неприятной ситуации, которую не в состоянии изменить, я чувствую себя так, как будто какая-то сила завлекла меня в западню. Конечно, поначалу это не воспринимается как ловушка. Обычно ощущение такое, что делаю или говорю правильные вещи. Однако по мере того, как время идёт, внезапно осознаю, что на самом деле всё это не то, что я думала. В такие трудные времена задумываюсь, могу ли я изменить обстоятельства. Скорее всего, нет, но здоровая и приносящая удовольствие деятельность может реально помочь.

«Книга перемен» рекомендует временами отдыхать и таким образом накапливать энергию для более подходящего будущего. Я всегда получаю добрую порцию поддержки от «Книги перемен».

Её советы полезны. Я научилась воспринимать эту философию охотно и спокойно, потому что она работает отлично.

Иногда я взаимодействую напрямую со вселенной. Задаюсь вопросом, затем прекращаю испытывать вызванную им озабоченность и не придаю ему больше значения. Когда мой разум занят, ответ не может в него проникнуть. Когда больше не думаю об этом, ответ сразу же появляется. Я получаю его изнутри или из космоса, не знаю, откуда. Что наверняка знаю, так это то, что у каждого из нас есть связь со вселенной и изобилием её мудрости. Она говорит с нами постоянно, пользуясь простыми знаками. Я не суеверна, но стараюсь распознать эти знаки.

Было время, когда я не знала, как читать знаки, которые появляются каждый день. Спросила о них свою бабушку, которая была доброй и мудрой женщиной. Спросила её, как их интерпретировать. Не хотела упустить их. Хотела, чтобы они вели меня.

Она рассказала мне следующую историю. Представьте себе, что идёте по лесу. Вы выходите на берег озера. Озеро тихое, спокойное, прекрасное, сверкает на солнце. Вы не видите никакой рыбы на поверхности. Откуда вы знаете, что она вообще водится в этом озере? Неторопливо и внимательно оглядитесь в поисках каких-либо знаков. Вы можете заметить рыбака. Это подскажет вам, что должна быть и рыба.

Знак может быть в виде телефонного звонка, статьи в журнале, мысли, возникшей неизвестно откуда, в виде человека, цитаты или случайно подслушанного разговора. Мы должны лишь обращать внимание, чтобы всё это заметить.

Использование этих методов может нам помочь устраивать себе прекрасные дни. Знание того, как разумно распоряжаться своим временем, также значительно улучшит качество нашей жизни. Я замечала, что когда жила в состоянии спешки, это отнимало много времени, и я не могла понять, куда уходят мои дни.

Мы все страдаем от головоломки, которую задаёт нам время. Проводим ли мы долгие часы на работе, застреваем ли в пробках, проверяем ли нашу электронную почту, наши дни забиты, и трудно выкроить хоть какое-то время, чтобы расслабиться. Если вы хотите провести время наилучшим образом и многого достичь, задумайтесь над его ценностью. Важно уважать время и проводить его разумно. Будьте почтительны по отношению к вашему драгоценному времени. Не позволяйте никому и ничему красть ваше время и энергию.

Когда мы их уважаем, они становятся нашими союзниками и помогают нам. Когда мы их не уважаем, они становятся нашими врагами и мстят нам. Когда я осознала это, стала относиться очень бережно к этим ценным активам. Я научилась вести себя, как праздная леди, когда в моём распоряжении оказываются несколько свободных часов, чтобы сбавить обороты и восстановить силы. Когда я целеустремлённа, действую осознанно и знаю, как правильно распределить время и энергию, мои дни становятся длиннее, более продуктивными, более спокойными и приятными.

Таким образом, я установила для себя свой излюбленный темп жизни. Я больше не спешу. Когда опаздываю на работу и пропускаю свой поезд, всегда думаю «Всё, что ни делается, — к лучшему». Снижаю скорость, и каждый день оставляю время для удовольствия. Конечно, при этом делаю всё, что должна делать: работаю, иду к своим целям, планирую новые, встречаюсь с друзьями и семьёй, делаю упражнения и веду здоровый образ жизни.

Когда у меня возникает желание жить иначе и лучше, я всегда стараюсь найти то, что мне больше всего подходит. Решение «один день за один раз» работает отлично. Когда создаёшь один удачный день, затем другой удачный день и так далее, жизнь складывается из чудесных и замечательных дней. Используйте своё воображение и стимулируйте любознательность, и тогда ваша жизнь станет счастливой, спокойной и доставляющей удовольствие, невзирая на любую ситуацию.

Да, мы можем приготовить себе очень приятный день и со вкусом насладиться им. Один день за один раз, один шаг за один раз и одно дело за один раз. В настоящее время я коллекционирую чудесные и здоровые дни в своём воображении и могу мысленно отправиться туда в любое время, когда захочу.

Я научилась ценить маленькие радости каждого дня. Как бы ни складывались обстоятельства, мы можем продвигаться вперёд день за днём и планировать один день в неделю побаловать себя чем-то особенным. Для меня нет ничего лучше, чем расположиться в удобном кресле и читать интересные книги или истории успеха. Не хочу обидеть Nook или Kindle, но это — одно из самых больших каждодневных удовольствий: держать книгу и перелистывать страницы, попивая из чашки травяной чай. Моя идеальная обстановка для чтения — это уютная кофейня с видом на воду. Люблю создавать атмосферу для чтения. Люблю погрузиться в хорошую книгу.

Чтение производит успокаивающий эффект и помогает мне расслабиться. Одно из моих хобби — собирать интересные книги. У меня небольшая, но хорошая библиотека. Некоторые книги перечитываю снова и снова и всегда обнаруживаю что-то новое. Развивая в себе интерес к классической литературе (американской, английской, французской, русской и т. д.), можно значительно обогатить своё понимание жизни. В этой литературе содержится описание разных жизненных ситуаций и различного человеческого поведения, и мы можем, благодаря этому, научиться многому. Убеждена, что неустанное изучение поддерживает в нас молодость.

Я также включаю в своё расписание какое-то время для массажа лица и тела и доставляющий удовольствие разговор с подругой или возможность просто где-нибудь в одиночестве выпить чашку чаю и собраться с мыслями. Всегда ощущаешь себя комфортно, когда можешь сделать передышку. Иногда нужно удалиться в розовые грёзы, чтобы пополнить свой запас энергии. Когда я мечтаю, всё представляется таким чудесным. Называю это выходным днём.

Сегодня я проснулась с особым чувством. Чувствовала себя так хорошо, потому что ничего не было намечено на этот день. Погода была чудная, и я вышла из дома, чтобы совершить долгую прогулку вдоль океана. Во время этой чудесной прогулки села на скамейку, чтобы выпить горячего чая из термоса. Вернулась домой, включила лёгкую музыку и приняла пенистую ванну с лавандой и травами.

Потом расслабилась и подремала. Мой замечательный день блаженства завершился роскошным обедом и приятной беседой с друзьями в элегантном французском ресторане. Я заметила, что, дав себе возможность провести такое наполненное удовольствиями время, я внесла разнообразие во всю неделю, и это позитивно отразилось на моей дальнейшей жизни. Самое приятное время то, которое ты отводишь для себя.

Осмелюсь сказать, что моя лучшая рекомендация для вас — позволить себе делать то, что вам приносит удовольствие. Побалуйте себя своими любимыми занятиями. Отведите больше времени на то, чтобы сосредоточиться на вещах, которые для вас важны, на таких как смех, радость, улыбка, солнце, любовь, время для себя, доброта, благодарность. Для того чтобы гармонично прожить день, нужно научиться удерживать внутреннее спокойствие и умиротворение. Найдите свой путь жить спокойно и счастливо сегодня и всегда. Когда последний раз вы выделяли для себя день, чтобы делать всё точно так, как вы хотите?

На первом месте сон

> Ложиться рано и рано вставать делает человека здоровым, богатым и мудрым.
>
> **Бенджамин Франклин**

Чудесный день начинается с того, что вы хорошо выспались в предыдущую ночь. Сон — это неотъемлемая часть крепкого здоровья, жизненной силы и красоты. Это естественный способ организма освежить и восстановить силы. Когда мы спим хорошо, наш дух и тело исцеляют и обновляют себя, что идёт на пользу нашей концентрации, памяти и настроению. Это помогает нам лучше функционировать и чувствовать себя наилучшим образом весь следующий день. Наше здоровье и сон взаимосвязаны. Правильный, способствующий отдыху сон так же важен для нашего благополучия, как сбалансированное питание и упражнения, особенно если вы хотите прожить долгую, здоровую и продуктивную жизнь.

Я ставлю свой сон на первое место и стараюсь установить добрые отношения с отдыхом и релаксацией. Могу честно признаться, что после хорошего ночного сна моя продуктивность повышается. Я легче настраиваюсь на умственную деятельность. Лучше выгляжу, лучше сосредотачиваюсь и чувствую себя бодрее. Иными словами, это помогает мне быть энергичнее. Когда я высыпаюсь, мои дни проходят успешнее. Это значительный вклад в здоровье в целом.

Если у нас нет достаточного сна, мы не можем функционировать должным образом. Если у нас нет качественного сна, наши дни тянутся дольше и изматывающе. Чрезмерная умственная деятельность, слишком сильное возбуждение вечером, переутомление от долгого рабочего дня, недостаток сна в предыдущую ночь, плохое пищеварение, беспокойство или дурные мысли, стресс и драматические события — всё это может помешать нам хорошо спать.

Люди, которые не спят, сколько им требуется, часто бывают раздражительны. Нам нужно достаточно времени, чтобы восстановить свои силы после дневных забот. При хорошем отдыхе мы даже можем предотвратить серьёзные проблемы со здоровьем и получить огромные преимущества для тела и души, скажем, укрепление иммунной системы и способность сосредотачиваться, приподнятое настроение и увеличение энергии. К тому же, наша кожа выглядит более свежей и красивой, глаза сияют ярче и добрее, мы больше улыбаемся.

Я хотела добиться восстанавливающего силы сна и создала элегантную, способствующую крепкому сну обстановку и установила регулярный, расслабляющий порядок действий перед тем, как лечь спать. Это был прекрасный путь ублажить себя и замечательный способ завершить день.

Обратите внимание на то, что происходит с вашим сном или недостаточностью сна. Установите свой собственный ритуал в спальне, чтобы уменьшить стресс и улучшить своё благополучие. Простые и приятные изменения помогут вам создать новые и здоровые привычки отхода ко сну.

Вот несколько практичных мер, способствующих освежающему ночному сну:
- Запишите ваши тревоги и планы и больше не думайте о них.
- Представьте себя счастливой, красивой, энергичной и успешной. Сосредоточьтесь на этом образе. Или найдите другую удобную и приятную мысль и сконцентрируйтесь на ней.

- Каждый вечер ложитесь в постель в одно и то же время.
- Каждое утро вставайте в одно и то же время.
- Натренируйтесь просыпаться каждый день без будильника.
- Ежедневно ешьте последний раз примерно за три часа до сна. Если почувствуете голод, возьмите лёгкую закуску.
- Исключите алкоголь и курение.
- В течение дня оставайтесь физически активными. К примеру, прогуляйтесь в энергичном темпе по дороге на работу или домой.
- Каждый день проведите, по крайней мере, двадцать минут на солнце и подышите свежим воздухом.
- Содержите свою спальню в прохладе, темноте и тишине, и никакой современной технологии.
- Сделайте свою кровать комфортной, постелив уютные простыни.
- Отгородитесь от мира шторами.
- Примите тёплую ванну или душ за час до сна, добавив лаванду и экстракт масла ромашки. Эти внесёт успокоение в тревожные мысли.
- Зажгите свечу с лавандовым ароматом. Лаванда обладает свойством снимать стресс и помогает заснуть; она смягчает и успокаивает мысли и эмоции.
- Когда ложитесь, дышите медленно и глубоко.
- Включите расслабляющую музыку.
- Надевайте шёлковые наглазники.
- Держите «подушку грёз» (маленький мешочек, наполненный травами) рядом с подушкой, на которой обычно спите. Сожмите «подушку грёз» и вдыхайте аромат трав для успокоения.
- Если вы хотите спать крепко, то можете также попробовать следующие средства, поддерживающие лучший сон: тёплое молоко с мёдом или валериану, каву или ромашковый чай.

Иногда я пользуюсь этими травами, обладающими расслабляющими свойствами. Я — любительница трав и ценю травы, у которых нет побочного эффекта. Они могут оказаться особенно полезными при проблемах со сном. Кава способствует хорошему ночному сну. Больше всего я люблю валериану; это лёгкий травяной чай с приятным вкусом. Он помогает мне хорошо выспаться.

Когда я осознала, что сон так же важен, как пища, вода и хорошее самочувствие, я начала воспринимать его с уважением и повышенным вниманием. Хороший сон в наши дни становится роскошью. Обзаведитесь этой роскошью. Позвольте роскоши крепкого сна улучшить ваше настроение, жизненную силу красоту и чувство своей ценности.

Если вы хотите преуспеть, вам нужно сделать сон своим приоритетом. Это лучшая медицина. Сделайте великолепный сон приятным ритуалом. Всегда засыпайте с позитивными мыслями. Станьте властелином хорошего отдыха во имя вашей красоты и хорошего самочувствия. Насладитесь сном сегодня и почувствуйте себя завтра освежёнными и полными энергии.

Моя история

Я провела на работе долгий день, устала, может быть, даже переутомилась. Я чувствовала потребность привести себя в состояние равновесия, успокоиться, можно сказать, утешиться. Хотела чего-то, что расслабило бы и успокоило бы меня. Когда негативные мысли и эмоциональные тревоги охватывают мою душу, как я должна реагировать? Самое лучшее для меня — это записать всё и тем самым освободиться от дурных настроений.

Когда я устала или тревожусь, я обращаюсь прямо к моему дневнику благодарности. Я должна побыть наедине с этим. Записи в дневнике — это очень хорошая практика медитации. Она помогает мне поразмышлять о данном дне, особенно если он был долгий и изнурительный. В этом случае дневник играет роль внимательного психолога, к тому же в уютной обстановке моего дома. Так как я не верю в пользу традиционной психологии, для себя я использую надёжную информацию, полученную из мудрых и доверительных источников. Я убеждена, что располагаю всей полнотой ресурсов. У меня есть внутри всё необходимые инструменты, чтобы справляться с эмоциями и держать их в равновесии. Я обладаю способностью выступать в роли своего собственного терапевта и пользоваться своей внутренней системой поддержки. Моя версия терапии — это вести записи в своём дневнике благодарности. Я верю в него и полагаюсь на него. Использование его —

это поразительный процесс познания, направленного на то, чтобы лучше и глубже понять себя.

Итак, я пришла домой, приняла тёплый душ и надела удобную пижаму. Я была не в настроении ужинать. Уютно устроилась в своей кровати, сидя с чашкой ромашкового чая с мёдом и с дневником, который обеспечивает огромную эмоциональную поддержку.

Вначале я записывала какую-то ерунду, стараясь освободить свой мозг от ненужного и неполезного. Затем мысленно пересмотрела свой день. Была ли я груба с кем-то или оказала кому-то поддержку? Что я узнала нового сегодня? Сделала ли что-то положительное для себя или других? Совершила ли какие-либо ошибки, и если да, знаю ли, как их исправить? Что я могла бы сделать сегодня иначе? Как именно могу в следующий раз поступить лучше? Если я удовлетворена тем, как прошёл мой день, я могу расслабиться и обрести душевное спокойствие и рассчитывать на крепкий ночной сон.

После того как я проанализировала мой день, все его тяготы и негативные эмоции всплывают на поверхность. Я записала их и тем самым как бы избавилась от них. Листок бумаги может справиться с чем угодно. Это помогает мне сказать «прощай» внутреннему дискомфорту и излечиться от душевной боли. Слёзы покатились по моим щекам. Это был добрый знак того, что я восстановила силы. Ощущение было такое, словно мой дневник впитал в себя всё плохое от меня и от моего дня и позволил мне дышать спокойно и мирно, как бы говоря мне: «Всё хорошо. Приятного сна».

Я почувствовала огромное облегчение, допила чай и испытала безмерную благодарность своему дневнику. Он позволил мне установить глубокую и осмысленную связь с самой собой. Он может справляться с любой бессмыслицей без всякого осуждения, давая мне возможность оставаться такой, какая я есть.

В этот вечер я отправилась спать, позволив всем тревогам бесследно раствориться в воздухе и призывая только чудесный отдых. Я спала крепко, убаюканная приятными мыслями. Я убеждена, что видела сладкие сновидения.

Вы согласны, что для вас важно установить добрые отношения с собой, с природой и духовностью?

Физическое здоровье

Глава 9

Основные размышления о еде

Пусть ваша еда станет лекарством, а лекарство — едой.

Гиппократ

Выбирая быть здоровым, а не худым, вы выбираете любовь к себе вместо самоосуждения.

Стив Мараболи

Хорошо сбалансированное питание

Хорошо сбалансированное питание — это единственный способ добиться, чтобы организм получал достаточное количество нужных питательных веществ, необходимых для сохранения хорошего самочувствия на долгие годы. Мы от природы приспособлены к тому, чтобы есть пищу, которую даёт нам земля. Мы можем использовать еду как лечебное средство. Единственный путь исцеления — это создать равновесие изнутри.

Нам требуется пища, вода, сон и физические упражнения, чтобы достичь равновесия. Здоровье и счастье — это наши ежедневные решения. Всё, что мы едим, пьём и думаем, оказывает воздействие на наше физическое и душевное благосостояние.

Правильная пропорция витаминов, минералов, полезных жиров, углеводов, белков и воды помогает естественным образом повысить уровень нашей энергии и улучшить наше здоровье. Мы полагаемся на пищу, как на возможность обеспечить идеальный баланс питательных веществ, необходимых нам для жизненной силы и красоты. Питание — это постоянный эксперимент, никогда не кончающееся путешествие. Как всё в жизни, это всегда работа в развитии. Почему же не сделать для себя обязательной постоянную работу над тем, чтобы добиваться этого идеального баланса? Посвятите себя на 100 процентов поискам пищи, самой полезной для вашего драгоценного здоровья. Выбирайте эту пищу разумно, не жалейте времени на планирование меню и посмотрите, какие питательные вещества требуются вам каждый день. Разнообразие и умеренность — важные соображения, которыми следует руководствоваться. Результаты зависят от нас: что мы вкладываем, то и получаем. Вы, и только вы ответственны за то, как вы организуете питание своего организма. Вы, и только вы в состоянии определить, приводит ли пища, которую вы едите, к хорошему или плохому самочувствию. Давайте заложим основу, необходимую для создания идеальной картины здоровья. Начните сегодня.

Азы пищи, богатой питательными веществами

Хорошо питаться — это проявление самоуважения и любви к себе. Еда, которую мы потребляем, влияет на то, как мы себя чувствуем, думаем и поступаем. Хорошо сбалансированная еда снабжает нас всем, чего требует наше тело, чтобы получать необходимое питание и оставаться в хорошей форме. Когда я выбираю пищевые продукты, я думаю о том, какую пользу они могут принести для моего организма.

Существует много противоречивой информации относительно питания. Мы можем научиться делать правильный выбор. В этом разделе содержатся некоторые простые суждения, призванные помочь вам в этом процессе.

Люди пробуют множество диет, и часто они не работают. Это происходит потому, что диеты основаны на теориях, а ни одна теория не годится для всех. Каждый человек уникален и нуждается в индивидуальном подходе к его питанию, упражнениям и стилю жизни. Сбалансированное питание должно базироваться на особенностях каждого индивидуума. Существует формула для каждого человека, которая применима только к нему. Ключ в том, чтобы изучить и узнать эту формулу. Каждый человек может переварить разное количество разной пищи. Какая же еда подходит вам лучше всего, исходя из вашего пищеварения и исключительных предпочтений?

Мы начнём с основ питания. Мы зависим от главных категорий: углеводов, белков, полезных жиров, витаминов и минералов. Каждая категория — значительный компонент качественного питания, жизненно важный для оптимального здоровья. Каждая категория играет специфическую роль в правильном насыщении организма для поддержки крепкого здоровья на протяжении всей жизни. Научитесь правильно питаться.

Есть два вида углеводов — простые и сложные

Сбалансированная еда — это основа всего здоровья. Хорошее питание — это процесс, при котором организм использует пищу для энергии, роста, поддержки и восстановления тканей тела.

Различные продукты снабжают нас кратковременной или долгосрочной энергией. Углеводы — главный источник энергии, самой простой формы энергии для нужд организма.

1. Простые углеводы — это, в основном, разновидности сахара. Сюда входит столовый сахар, коричневый сахар, натуральные и искусственные сахарозаменители, мёд, кукурузный сироп, фрукты, фруктовые соки, сладости, белый хлеб, печенье, засахаренные десерты, бисквиты, торты, молочные виды сахара (мороженое, сыр, молоко и йогурт). Рафинирование и чрезмерная термальная обработка в этих продуктах уже превратили сложные углеводы в простой сахар. Простые углеводы обеспечивают кратковременную энергию; затем следует столь же быстрое падение энергии. После этого падения мы хотим больше сахара. Эти продукты не обеспечивают длительной энергии. Они бесполезны, не питательны и даже вредны для оптимального здоровья. Держитесь подальше от продуктов с рафинированным сахаром. Удовлетворяйте свою потребность в сладком орехами, семечками и сладкими от природы свежими и сушёными фруктами и овощами.

Если вы стремитесь к здоровью и благополучию, потребление сахара надо свести до минимума или вообще избегать. Уменьшите или исключите использование простых или подвергшихся обработке углеводов, таких, как хлеб и макаронные изделия из белой муки.

Мы должны рассматривать обработанные углеводы, как скрытый сахар. Эпизодически использовать их — это нормально, но в общем нужно ориентироваться на углеводы высокого качества.

Например, когда вы покупаете такие продукты, как мучные изделия, выбирайте то, что сделано из цельных злаков. Они поступают в бесконечных вариантах, каждый со своим восхитительным вкусом и текстурой. Многие магазины имеют богатый выбор как отечественных, так и импортных сухих макаронных изделий, таких как паста из кинвы, рисовая лапша, паста из коричневого риса, кукурузная паста (без клейковины) и домашние спагетти.

Паста — одно из простейших для приготовления блюд, и её любят почти все. Это разумный выбор для здорового питания, особенно с большим количеством овощей. Экспериментируйте с рецептами пасты. Заполните свой холодильник высушенными на солнце томатами в масле, оливками, зелёным луком, свежим базиликом, петрушкой, мятой, лимонами, апельсинами, сладкими перцами, грибами и другими свежими продуктами. Порадуйтесь вкусной пасте с хрустящим зелёным салатом.

2. Сложные углеводы или крахмалы. Сюда входят цельные злаки, хлеба из цельных злаков и коричневый рис; богатые крахмалом овощи, такие, как картофель и ямс; бобы, горошек, чечевица и другие бобовые; овощи вроде брокколи, цуккини, аспарагуса, капусты и репы. Для организма это самые лучшие источники энергии. Они распадаются очень постепенно, выделяют свой сахарный компонент медленно, помогают телу наладить стул и уходят из системы быстро. Они требуют более долгого пищеварения, чтобы хорошо усваивались. Сложные углеводы замедляют поглощение сахара и держат содержание сахара в крови в равновесии.

Цельные злаки — это отличный источник питания, поскольку они содержат основные энзимы, железо, диетические волокна, витамин Е и витамин В комплекс. Так как организм усваивает злаки медленно, они обеспечивают устойчивую, высококачественную энергию. Человеческие существа ели злаки на протяжении тысячелетий. Мы можем выбирать из большого списка цельных злаков, таких как овёс, кинва, амарант, коричневый рис, булгур, гречиха, кускус, просо, рожь, дикий рис и ячмень.

Каждый злак имеет свои преимущества. Например, коричневый рис вызывает хорошее пищеварение и избавляет от депрессии. Гречка стабилизирует сахар в крови. Кинва укрепляет почки, сердце и лёгкие, легко переваривается. Это идеальная еда для выработки выносливости. Злаки ускоряют метаболизм и ослабляют стресс. Лучше есть их утром, так как они снабжают надолго энергией и вызывают чувство лёгкости. Тёплые и успокаивающие цельные злаки обеспечивают изумительную питательную поддержку.

Включите высококачественные злаки в свой ежедневный рацион. Они помогут вам укрепить организм. Цельные злаки — это один из наиболее питательных видов пищи в мире.

Я ем злаки почти каждое утро, они насыщают, и в результате мне весь день требуется меньше еды. Больше всего я люблю гречку, коричневый рис, просо, кинву и старомодную овсянку. Приправляю мои злаки просто, добавлю топлёное масло (ги) и корицу. Чем меньше ингредиентов, тем лучше.

Старайтесь не переедать углеводы. Придерживайте себя во всём, от пасты до фруктового сока. Потребление чрезмерного количества вызывает в организме накапливание лишнего веса. Прекращайте есть прежде, чем почувствуете насыщение. Чем вы более активны физически, тем больше вы сможете сжечь накопленных углеводов. Выбирайте вкусные цельные злаки, которые представляют собой здоровые углеводы. Поддерживайте баланс сложных углеводов (одна или две порции овощей в день и цельные злаки в умеренном количестве).

Волокна

Волокна жизненно важны для организма; они нужны нам для здорового пищеварения. Волокна дают нам ощущение сытости, способствуют подвижности кишечного тракта и предупреждают запоры. Волокна содержатся во фруктах, овощах, злаках и бобовых. Хорошие источники волокон включают также морковь, брокколи, сладкий картофель, апельсины, бананы, овёс, чернослив, сушёные абрикосы, чечевицу и семечки подсолнуха. Из фруктов рекомендуются главным образом ягоды, такие как черника и голубика, а также ананасы и грейпфруты. Мандарины и яблоки можно добавлять к зелёным салатам.

В консервированных фруктах и овощах много соли и добавленного сахара. Свежие лучше. Замороженные почти так же хороши, как свежие.

Что касается овощей (а они являются великолепным источником волокон), то полезно их есть во множестве цветов и разновидностей. Украсьте блюдо яркими цветами оранжевой моркови, жёлтой тыквы, фиолетовой свёклы, красных томатов, изумруднозелёного шпината и всех других оттенков. Это сделает пищу более привлекательной, а также подтвердит, что вы получаете разнообразный набор витаминов и минералов.

Белки

Белки — это блоки для строительства организма. Углеводы, белки и жиры — это генерирующие энергию питательные вещества, которые необходимы организму, чтобы он функционировал хорошо. Белок играет важную роль в организме, обеспечивая все необходимые аминокислоты. Волосы, кожа и кости также содержат белок. Все главные органы в теле созданы из белка, и он нужен им, чтобы они функционировали должным образом.

Белок создаёт новые клетки, скрепляет их вместе и укрепляет иммунную систему. Организм также использует его, чтобы восстанавливать и поддерживать мышечную массу. Чем больше у нас мускулов, тем легче им сжигать ненужный жир. Наши мышцы, в основном, представляют собой белок. Когда его потребление увеличивается, в теле формируются новые мышцы. Мы должны поддерживать соответствующее количество белков, чтобы сбалансировать питание. Рыба, птица, постное мясо, яйца, морепродукты, молочные продукты — всё это содержит белок.

Разным людям требуется разное количество. Необходимо прислушиваться к себе и улавливать сигналы организма, чтобы узнать, сколько ему нужно. Полезно вести дневник питания и экспериментировать с различными формами и количествами в разное время, чтобы установить, как вы себя чувствуете с точки зрения энергии, настроения, голода и умственной концентрации. Персональный подход — это лучше всего для сбалансированного питания. Количество белков в еде должно определяться в зависимости от типа вашего тела и особенностей пищеварения. Хорошее основное правило: порции не должны превышать размер вашей ладони. Некоторым людям требуется немного почти с каждым блюдом. Другие хорошо себя чувствуют, имея дело в основном с вегетарианскими источниками, вроде комбинации злаков с бобами или с натуральными соевыми продуктами, а животный белок им требуется только раз или два в неделю. А некоторым людям лучше без всякого животного белка. А если вы его всё-таки употребляете, отдавайте предпочтение органическому мясу.

Излишнее потребление мяса и молочных продуктов приводит к слабому здоровью и повышенному холестерину. Если вы начнёте избегать такой пищи, ваш уровень холестерина уменьшится. Вы можете удовлетворить свою потребность в белке рыбой или бульоном из костей. Хороши для этого многие виды рыбы, такие, как туна, лосось, креветки, сардины, макрель, анчоусы. Используйте их в салатах, бутербродах, в супах, а также как основные блюда с гарниром из овощей.

Небольшие порции постного мяса или птицы, морепродуктов и яиц можно съедать еженедельно. Помните важность баланса и умеренности. Выберите наилучшую пищу с множеством волокон в виде сырых или слегка запаренных овощей. Овощи способствуют перевариванию мяса, и к тому же вы получаете дополнительные волокна.

Есть разного рода рыбу — это полезно для здоровья и вкусно, и это один из лучших способов получить ежедневную норму белка. Рыба лучше, чем курица. Здоровее употреблять в пищу рыбу, выловленную не на ферме, а в природном водоёме. Еда с правильным количеством белка обеспечит вас «строительными блоками» для стройного и здорового тела.

Морепродукты

Если вы любите моллюсков, таких, как гребешки, мидии или устрицы, сполосните их тщательно, чтобы смыть песок. Гребешки, мидии и устрицы можно готовить на пару, запекать, жарить на гриле или варить в супах, жарить на сильном огне, помешивая, или тушить в соусе и небольшом количестве масла (соте). Положите их в большую кастрюлю, добавьте воды, вина или пива; свежих трав, таких, как силантро, петрушка, укроп; лук, чеснок, помидоры и зелёные перцы, и поставьте эту смесь на медленный огонь. Гребешки и мидии раскроются примерно через пять минут, устрицы — через десять. Когда морепродукты готовы, ешьте их с пастой из цельных злаков или с рисом, приправив травами. Добавьте лимонного сока по вкусу острого соуса или коктейля для морепродуктов. Гребешки дают много железа, мидии — основные жирные кислоты, устрицы — цинк.

Вы также можете попробовать богатых белком крабов, креветок и лобстеров. Креветки — самые популярные морепродукты в Соединённых Штатах. Они хорошо идут со сливочным маслом, оливковым маслом, свежими травами, томатами, зелёными или жёлтыми перцами, кукурузой, аспарагусом и лимоном. Креветки содержат в большом количестве важные для иммунной системы минералы, включая цинк, селен, кальций, йод, магний, фосфор, калий, а также витамины B_3 и B_{12}.

ЯЙЦА

Яйца — поистине здоровая еда, так же, как и полезный источник белка. Они легко перевариваются, и организм может переваривать большую часть содержащегося в них белка. Крутые яйца — это отличная закуска. Яйца — вкусный продукт для любого случая. Они могут быть приготовлены различными способами, включая яичницу, глазунью или омлет.

ГРИБЫ

Грибы имеют долгую историю использования в традиционных целях как в кулинарии, так и в медицине. На протяжении тысячелетий их употребляли греки, русские, египтяне и китайцы, считая, что они способствуют долголетию. У грибов есть целебные свойства: укрепляют иммунную систему, поднимают настроение, стимулируют память, улучшают пищеварение, обеспечивают организм питательными веществами. Они содержат волокна, витамин D, витамин B комплекс, антиоксиданты и пищеварительные высококачественные энзимы.

Многие виды грибов вполне доступны, в том числе белые, устричные, портобелло, шиитаке, мэйтаке. Добавляйте грибы в хорошо сбалансированное питание, особенно грибы шиитаке; они обладают целебными свойствами, антигрибковыми и антибактериальными. Грибы шиитаке годятся для разнообразных кулинарных целей. В них мало калорий, они содержат витамины, минералы, белок и другие полезные химические вещества, которые позволяют понизить холестерин и сделать кости крепче. Эти вкусные и полезные грибы можно добавлять к пасте, рыбе, и рису. Они могут послужить прекрасной добавкой к овощам, поджаренным на сильном огне с помешиванием, или приготовленным, как соте с чесноком и зеленью. Майтаке, так же, как и шиитаке, укрепляют иммунную систему. Добавьте тёплые сотированные майтаке к салату из шпината или используйте в супах; их твёрдая структура хорошо сохраняется.

Не проходите мимо разнообразия грибов в вашем любимом супермаркете, экспериментируйте. Я люблю грибной суп и бутерброд с шиитаке на лепешке-пите. Грибы — это восхитительный дар природы, который дарит нам хорошее самочувствие.

Молочные продукты

Хороший сыр делается из качественного молока. Разве это не поразительно, что люди пришли к тому, что имеют более сотни сортов сыра, совершенно разных по вкусовым качествам, текстуре и добавкам? Замечательно, что мы можем наслаждаться результатами этой постоянно развивающейся индустрии. Тем не менее, излишнее потребление молочных продуктов может вызвать накопление слизи и несварение. Чрезмерное накопление слизи не позволяет нам усваивать питательные вещества. По мере того, как мы становимся старше, мы не нуждаемся в большом количестве молочных продуктов. Ферментов в организме вырабатывается меньше. Уровень энзимов также снижается с возрастом, из-за этого возникает вздутие кишечника и газы.

Во многих магазинах имеется впечатляющий выбор сыров. Мои любимые сорта включают сыр из козьего молока, фермерский сыр, крим-чиз, бри и моцарелла. Я не отказываю себе в этих вкусных сырах. Однако я наслаждаюсь ими, потребляя в умеренном количестве. Когда-то я вела дневник, пробуя разные продукты. Это необычайно помогло мне. Я экспериментировала с разной едой и уже давно выработала наилучшие варианты в своём меню, тщательно отбирая для себя пищу, которую воспринимаю хорошо. Это лёгкие и вкусные блюда. И я выделила в своём рационе место для особых сыров, потребляемых небольшими порциями. Фермерский сыр можно есть сам по себе или в салатах. Крим-чиз подходит для бутербродов. Моцареллу часто используют в салатах. Бри великолепен с крекерами, с хлебом или с фруктами на десерт. Блюдо с сыром, тонко нарезанные зелёные яблоки и виноград — всегда отличная идея, когда вы хотите что-то отпраздновать.

Сыр ароматен, в то время как зелёные яблоки и виноград сочны и пикантны. Устройте себе свой собственный «час удовольствия»:

закуска, подобная этой, может стать кульминацией всего дня. Отправьтесь в приятное путешествие по экспериментированию с сыром. Станьте знатоком сыров в здоровом и полезном варианте.

Бобовые культуры

Семейство бобовых включает бобы, горох и чечевицу. Бобовые содержат много волокон и представляют собой замечательный способ добавить к вашему рациону высококачественный растительный белок и углеводы. Они содержат также витамины и минералы. Существует обширный выбор бобовых: бобы адзуки, бобы Анасази, чёрные бобы, клюквенные бобы, нут, большие северные бобы, почечные бобы, бобы лима, бобы мунг, морские бобы, соевые бобы, черноглазый горох, дроблёные бобы и чечевица (коричневая, зелёная, красная и жёлтая). Семейство бобовых достаточно разнообразно, и все они полезны. Бобы долго сохраняют свежесть, если их хранить в прохладном, тёмном месте. Не употребляйте в пищу бобы более чем годовой давности, так как их питательность и усвояемость намного хуже.

Прожёвывайте бобы тщательно и помните, что даже в небольшом количестве они имеют высокую питательную и целебную ценность. Проверьте свою способность усваивать бобовые. Те, что размером поменьше, такие как бобы адзуки и мунг, горох и чечевица, перевариваются легко. Чёрные бобы, нут, почечные, лима, морские и черноглазый горох могут перевариваться труднее, и их следует есть только от случая к случаю. Наиболее трудные для переваривания соевые бобы.

Пробуйте различные комбинации, ингредиенты и приправы. Бобовые сочетаются лучше всего с зёлеными или лишёнными крахмала овощами и водорослями. Сочетания злаков и бобовых (к примеру, бобы с рисом) восхитительны. Бобовые могут заменить мясо в качестве основного блюда. Они могут быть приправлены небольшим количеством оливкового масла и лимонного сока. Ежедневное употребление бобовых может стать первичным источником белка. Многих людей вполне устраивают вегетарианские источники белка.

На последних стадиях готовки налейте в воду немного яблочного уксуса или белого вина. Это смягчит бобы и отделит белок от неперевариваемых компонентов, что предупредит вздутие живота.

Я ем довольно часто чечевицу, её легко употреблять, и она готовится быстро. Добавляю чечевицу в супы, в салаты и перемешиваю с моим любимым варёным рисом. Какие бобы выбираете вы?

ЖИРЫ И МАСЛА

Включите в своё меню основные жирные кислоты омега-3. Они полезны для вашего сердца, мозга, кожи и всего организма в целом. Подобно углеводам, жиры и жирные кислоты являются поставщиками энергии. Жиры также играют первостепенную роль в балансировании питания. Наш мозг на 60% состоит из жира, или точнее, из жирных кислот. Они необходимы для здоровых мозговых клеток. Жир предохраняет нашу центральную нервную систему. Хорошие жиры предупреждают накопление холестерина в наших артериях, создают прочные клетки, усиливают стенки артерий и помогают образованию необходимых гормонов. Жир из высококачественных масел и здоровая пища используются нашим организмом, чтобы помочь поддерживать метаболизм в стабильном состоянии и питать нашу кожу, волосы и ногти. Мы должны быть уверены в том, что получаем соответствующие здоровые жиры, такие как льняное масло и рыбий жир. Нам требуются хорошие жиры, чтобы усваивать витамины A, C и E. Однако чрезмерное потребление жиров приводит к избыточному весу. Слишком много чего-либо — это нездорово.

Здоровые жиры включают оливковое масло холодного отжима, кокосовое масло, нерафинированное кунжутное масло, топлёное масло (гхи), цельные орехи и семечки, ореховые масла, здоровые пищевые жиры из авокадо и высококачественные масла из рыб, которые водятся в холодных водах, скажем, лосось и туна. Вся рыба богата белком. Жирные рыбы, вроде аляскинского лосося, аляскинской чёрной трески и консервированных сардин, обеспечивают жирные кислоты омега-3. Наслаждайтесь запечённой, зажаренной на гриле или приготовленной на пару рыбой три раза в неделю, получая при этом полезные здоровые жиры. Для тушения в сотейнике или запекания при высоких температурах пользуйтесь топлёным маслом или кокосовым маслом. При сортировании или приготовлении на кухонной плите при умеренных температурах применяйте гхи. Гхи (Гхи) — это топлёное масло (очищенное сливочное масло), считается одним из самых ценных и полезных продуктов. Оно усиливает огонь пищеварения. Этот жир понижает холестерин и богат витаминами A, D и K. Попробуйте гхи с брокколи и картошкой, приготовленные на пару.

Масла из орехов и семечек, такие как масло из поджаренного кунжута, из семян льна, из грецких орехов, из семечек тыквы, из миндаля, необходимо использовать не подогретыми. В холодном состоянии — это самые здоровые виды жиров. Они могут быть легко использованы при заправке салата. Побрызгайте их на салаты, овощи или злаковые перед тем, как поставить на стол. Никогда не подогревайте льняное масло или масло из поджаренного кунжута, так как это разрушает питательные вещества.

Оливковое масло холодного отжима — моё самое любимое. Оно благоприятно для кожи, сердца, кровяного давления. Попробуйте кусочек хлеба из цельного зерна или крекер, намазанный оливковым маслом. Добавьте нарезанный чеснок или лук, огурец, помидор и зелень, посыпьте морской солью и перцем. Получится замечательная закуска или небольшой обед.

Откажитесь от очищенных жиров, полученных из мяса, овощей или молочных продуктов, таких, как масло, молоко и сметана. Я выбираю простой подход: столовая ложка льняного масла или рыбьего жира утром, оливковое масло для салата и гхи для готовки.

Здоровые жиры и масла, либо содержащиеся в еде, либо используемые при приготовлении пищи, — это важный источник «топлива» в хорошо сбалансированном питании. Наш организм требует жиров для того, чтобы сохранять тепло, предохранять внутренние органы и держать их в положенном месте. Жиры играют важную роль в нашем здоровье. Они улучшают функционирование всех органов. Экспериментируйте с замечательными жирами и маслами. Но всё в меру: золотое правило.

ЗЕЛЁНЫЕ ОВОЩИ

Хорошо сбалансированное питание предполагает определённую комбинацию питательных веществ для организма любого индивидуума. Витамины и минералы критически важны для поддержания метаболических функций тела. Лучше получать их из пищи, чем из таблеток. Фрукты и овощи богаты витаминами и минералами. Нам нужна в день одна порция фруктов и две — овощей. Организму нужны витамины для роста, поддержки и восстановления.

Минералы могут быть получены из хорошо сбалансированного меню для улучшения костей и клеток. Как правило, старайтесь есть в день, по крайней мере, одну порцию овощей с темно-зелеными листьями. Эти овощи наиболее важные для ежедневного потребления. С точки зрения питательности зелёные овощи очень насыщены кальцием, магнием, железом и витаминами А, С, Е и К. Они наполнены волокнами, фолиевой кислотой и многими питательными микроэлементами.

Некоторые из преимуществ еды зелёных овощей состоят в следующем:
- очищение крови;
- улучшение кровообращения;
- предупреждение рака;
- укрепление иммунной системы;
- распространение здоровой кишечной флоры;
- улучшение функций печени, желчного пузыря и почек;
- поднятие настроения.

Вы можете найти огромное разнообразие зелёных овощей, таких как аругула, бок чой, брокколи раб, листовая капуста, одуванчики, кейл, салат-латук, горчичная зелень, шпинат и водяной кресс. Вы можете начать есть зелень, не откладывая, прямо на этой неделе. Не робейте и пробуйте прославленные овощи, о которых вы никогда прежде не слышали. Выберите один или два зелёных овоща и экспериментируйте. Найдите зелень, которая будет вам по душе, ешьте её почаще.

Аругула содержит больше кальция, чем кейл и листовая капуста — два овоща, в которых отмечено высокое содержание кальция. Аругула также добавляет вашей еде привкус и визуальную привлекательность. Её можно употреблять с пастой, супами, картофельными блюдами, салатами и бутербродами. Очень вкусно, когда она подаётся с приправами, сделанными из цитрусовых соков или яблочного уксуса.

Пробуйте разнообразие методов приготовления: на пару, варка, соте с добавкой гхи, кокосового масла и воды. Готовка может повредить или разрушить некоторые питательные вещества. Витамин С и фолиевая кислота, например, чувствительны к сильному нагреванию. Варка делает зелень рыхлой и вялой, но вы можете пить овощной отвар как целебный бульон, если вы пользуетесь органическими овощами. Сырой салат — это тоже чудесный способ приготовления с использованием зелени. Когда вы питаетесь зелёными овощами, это вытеснит из вашего рациона еду, содержащую меньше питательных веществ.

Научиться готовить и есть зелень — это главное в укреплении здоровья. Сделайте привычкой добавлять темно-зеленые листья овощей к своему рациону. Попробуйте это делать месяц или больше и понаблюдайте, как вы себя чувствуете.

Предпримите простые, но эффективные шаги по улучшению своего здоровья. Это требует лишь небольшой организованности. Только вы сами знаете, где нужно нажать посильнее, а где допустить послабление. Получайте удовольствие от каждой еды.

Морские овощи

Морские овощи богаты кальцием, железом, калием, магнием, цинком, йодом и витаминами А и В комплекс, включая B_{12}. Они насыщены йодом и питательными веществами, производят успокаивающий и смягчающий эффект на здоровье и настроение. Доступно большое разнообразие этих продуктов: арами, дулси, келп, комбу, нори, вакаме. Каждый из них имеет различный привкус, так что экспериментируйте и включайте их в свою еду так часто, как вам захочется.

Водоросли содержат мало калорий и много волокон, они обеспечивают большой процент минералов, в которых ваш организм нуждается ежедневно. Они также улучшают пищеварение и укрепляют кости.

Вакаме — это сладкий, вкусный питательный морской овощ, традиционно используемый в китайской медицине, чтобы очищать кровь и укреплять кишечник, кожу и волосы. Это водоросли, которые обычно добавляют в суп мисо. Приготовление простое. Выдержите их в холодной воде в течение пяти минут. Сполосните, нарежьте и используйте в супах, жарком, овощных блюдах и салатах.

В келпе высокое содержание кальция и йода. Его можно применять как замену соли или порошковых приправ.

Нори — это водоросли, в которые заворачивают суши. Они выглядят, как тонкие хрустящие листы бумаги. Я часто использую нори, особенно, когда хочу сделать что-нибудь вкусное на скорую руку, для лёгкого ужина. Люблю приготовить или коричневый рис, завёрнутый в лист нори, добавив чуточку тамари (соевый соус), или паровой брокколи, тоже обёрнутый в нори.

Сладкие овощи

Удовлетворите свою потребность в сладком, добавив в меню сладкие овощи. В них мало калорий, они вкусны и насыщены антиоксидантами. Когда готовите, в качестве интенсивных сладких добавок попробуйте свёклу, морковь, кукурузу, лук, разнообразие тыкв, сладкий картофель и ямс. Сладкий картофель — хороший источник витаминов A, C, E и B_6, в нём много калия, фолиевой кислоты и волокон. Он доступен круглый год, сезон «пик» приходится на период с сентября до января. Сладкий картофель относится к самым давно употребляемым овощам. Если хотите, чтобы сладости было меньше, пробуйте пастернак и репу.

Некоторые овощи не кажутся сладкими на вкус, но эффект, оказываемый на организм, такой же, как от признанных сладкими. Попробуйте капусту (красную и зелёную) и красную редиску. Эти овощи помогают держать сахар в крови на одном и том же уровне и расщепляют в организме старую пищу животного происхождения. Когда вы готовите сладкие овощи, вы можете добавить пряности, соль и водоросли. Можете также добавить тофу или некоторые бобы для дополнительного белка. Приготовленные сладкие овощи помогают удовлетворить сидящего у вас внутри сластёну и избавиться от тяги к сахару.

Экспериментируйте с разнообразием сладких овощей. Выберите то, что вам нравится больше всего. Питательные преимущества и естественная сладость этих овощей побудят вас ставить их на свой стол чаще.

Моя история

Некоторые люди избегают сладкого или употребляют его в умеренных дозах, и я хотела бы оказаться в их числе. Я сказала себе, что, если они могут это делать, то и я тоже могу.

Я настроила соответствующим образом своё тело и душу, ощутила мотивацию, заключила с собой соглашение и объявила, что устанавливаю хорошие отношения с сахаром. У меня была сильная уверенность в том, что я это сделаю. Чем больше я настраивалась, тем легче было привыкать оставаться на правильном пути.

Я продолжала вести касающиеся пищи записи по мере того, как делала позитивные и долговременные изменения в питании. Я, скорее, добавляла какую-то еду, чем от чего-то отказывалась. Моей стратегией было включать в своё ежедневное питание сладкие по своей природе здоровые продукты, такие как морковь, сладкий картофель и перцы, чтобы они вытеснили нездоровую еду. Мой первый шаг был сократить потребление сахара наполовину за одну неделю. В следующую неделю сократила ещё наполовину. После трёх недель я больше не жаждала сладкого. Как только я всё это проделала, в моём рационе стало меньше сахара, что позволило время от времени баловать себя сладостями, не испытывая при этом дискомфорта. Когда я делаю какие-то изменения, стараюсь быть доброй и нежной по отношению к себе.

Обычно у меня возникает сильная потребность в сахаре между четырьмя и пятью часами пополудни. Зная это, я готовилась к этому периоду времени с хорошей альтернативой в виде сладких от природы фруктов и овощей. Однако, к моему удивлению, у меня не возникало столь сильного желания сладкого, как я ожидала.

Внимание к тому, что я ем, и что это мне даёт, постепенно оздоравливало мой организм. Такой постепенный подход помог мне убрать большую часть сахара из моей еды. Я заметила, что стала более продуктивной, чем прежде, и улучшилась сосредоточенность и ясность мысли.

Придерживаясь пожизненно разумного плана еды без сахара или с очень низким его содержанием, мы можем добиться идеального веса и наслаждаться крепким здоровьем. То, что мы делаем сегодня для нашего здоровья, будет иметь последствия в будущем. Ведь Здоровье — это то богатство, без которого никто не может жить. Чем меньше мы потребляем сахара, тем лучше функционирует наш организм.

Организму требуется каждая из основных групп пищи, и это гарантирует, что мы получаем все необходимые питательные вещества. Каждая из этих категорий играет разную роль в питании. Когда мы в основном придерживаемся цельных злаков, бобовых, орехов, семечек, постного мяса, рыбы, фруктов и овощей, наше здоровье становится лучше. Наши волосы, кожа и ногти выглядят красивее, наше пищеварение улучшается естественным образом, и уровень нашей энергии повышается. Жизненная сила наполняет нас, и, самое главное, мы хорошо себя чувствуем.

Согласны ли вы, что пища, которую мы едим, отражается на всём нашем здоровье в целом?

Глава 10

Общие размышления по поводу напитков

Пей чай медленно и почтительно, как если бы это была ось, вокруг которой вращается земной шар, — медленно, ровно, без всякой спешки в будущее. Живи текущим моментом. Только этот момент и есть жизнь.

Тхить Нят Хань

Жидкое добро

Вода, кофе, чай и соки — это напитки, которые делают лучше наше чудесное путешествие по жизни к блестящему здоровью. Пейте жидкое добро с удовольствием, следуя дорогой к благополучию. Продолжайте наращивать свою энергию и чувствуйте себя превосходно.

ВОДА

Вода очень важна. Это наш самый действенный эликсир. Этот ингредиент жизненно важен для здорового функционирования всех систем организма. В этом нет никакого преувеличения. Мы можем выжить без неё всего лишь несколько дней. Мы состоим в основном из воды, она составляет 80 процентов нашего тела.

В китайской философии в качестве органов для стихии воды названы почки и мочевой пузырь. Эти органы управляют метаболизмом. Почки удаляют из организма отходы и держат химические вещества организма и содержащуюся в нём воду на соответствующем уровне. Они также очищают нашу кровь. К тому же почки рассматриваются как основа тела. Они обеспечивают энергию и тепло. Людям со здоровыми почками свойственны активность, спокойствие, храбрость и доброта. Много воды и соответствующее питание необходимы для создания жизнеспособной субстанции почек.

Без этой субстанции быстрее наступает старение. Ежедневно промывайте все внутренние органы (почки, жёлчный пузырь, толстую кишку) и кровь чистой водой. Это способствует хорошему пищеварению и здоровому состоянию и прекрасному цвету кожи; улучшает концентрацию, кровообращение и жизненную силу; насыщает водой клетки, так чтобы они функционировали на высшем уровне.

Выработайте стойкую привычку восстанавливать водный баланс в своём организме. Пейте достаточное количество чистой воды. Вода имеет мягкий естественный мочегонный эффект. Выпивая ежедневно от шести до восьми стаканов чистой воды, вы помогаете почкам хорошо выполнять свою работу. Начните день одним-двумя стаканами воды комнатной температуры, что лучше для пищеварения, чем ледяная вода. Чистая вода — это самое лучше. Она должна быть отфильтрована, и не следует её хранить в пластиковой бутылке. Пользуйтесь тем, что вам больше всего по вкусу, и пейте столько, сколько вам требуется. Иногда мы думаем, что голодны, в то время как на самом деле испытываем жажду.

Нам не нужна специальная вода с витаминами и травами. В воде с добавками может быть полно сахара, искусственных сладостей и других компонентов. Лучше всего пить большую часть воды утром и пополудни. Это может помочь спать ночью без перерывов. Пить воду за 30 минут — 1 час до и после еды идеально для хорошего пищеварения. Если пить слишком много жидкостей во время еды, они разжижают пищеварительные соки, затрудняя пищеварение. Другие напитки, такие как чай, кофе или соки, не заменяют необходимость пить простую воду, так же, как витамины и минералы не заменяют потребность в еде.

Кофе

Нынче мы можем пробовать сотни сортов кофе со всего мира, такие, как арабика, колумбийский, турецкий, итальянский. Кофе обладает горьковатым привкусом, который ублажает наши рецепторы вкуса. Если вы пьёте кофе, пейте кофе самого высокого качества, какой только вам доступен. Старайтесь приобретать на 100 процентов органический продукт. Лучше покупать цельные бобы кофе и размалывать их перед употреблением или купить небольшое количество свежемолотого кофе. Если вам нужен кофе без кофеина, найдите такой, что был обработан паром или водой.

Существуют также сорта кофе с травами. Некоторые из них вообще не содержат реального кофе. Они содержат поджаренную сою, ячмень или цикорий в комбинации с другими травами и специями.

Употребление кофе вызывает повышение энергии и улучшение самочувствия. Я причисляю себя к любителям кофе. Когда я вдыхаю запах, ощущаю вкус и наслаждаюсь ароматом кофе, я испытываю радость и нахожусь в приподнятом настроении. Восхитительный глоток кофе по утрам — это для меня всё равно, что медитация или приятный ритуал. Я мечтаю в это время. Отвожу дополнительно пять минут, чтобы наметить на предстоящий день свои желанные и позитивные намерения. Это мой секрет того, как сделать утро приятнее. Я оказываюсь готова для всего, что мне предстоит. Это настраивает меня на путь, который позволит принимать здравые решения на протяжении всего остального дня. Предпочитаю чёрный кофе с ломтиком лимона и сдобренный щепоткой кардамона или корицы.

Небольшой кофейный ритуал с приветствием новому дню — это радостное событие. Чудесная чашечка кофе вызывает восторг. Попивайте свой кофе в том виде, в каком его любите, и наслаждайтесь. Оставайтесь бодрыми и весёлыми.

ЧАЙ

Хотя я предпочитаю травяные чаи, время от времени пью чёрный рассыпной чай. Благодаря тому, что он содержит кофеин, это даёт всплеск энергии, и кроме того, люблю его вкус. Мне нравится пить его из хрустального стакана, и это позволяет мне наслаждаться его красотой.

Воспринимайте травяные чаи как лечебные средства. Почему же не начать смаковать чаи с полезными свойствами?

- Чаи, которые способствуют пищеварению: содержащие имбирь, фенхель, перечную мяту, солодку, кардамон, корицу, клевер, одуванчик, малину, ежевику и фиалку.
- Чаи, которые могут помочь в релаксации и ослаблении стресса: чаи кава-кава, ромашка, зверобой, лаванда, валериана и тысячелистник.
- Чаи, способные повысить уровень энергии: зелёные чаи, с женьшенем и чёрные чаи.

- Чаи, которые укрепляют иммунную систему и помогают предупредить и вылечить простуды и грипп: зелёные, а также чаи дудник и имбирь.

Зелёный чай тысячелетиями остаётся популярным в Китае и в других азиатских странах. Он во многом полезен для здоровья. Употребление зелёного чая помогает усвоению пищи, улучшает иммунитет, снижает уровень холестерина в крови, нормализует кровяное давление, укрепляет память, а также оказывает благотворный эффект на кровообращение. Этот чудо-напиток полезен абсолютно всем. Вот уже более четырёх тысяч лет он пользуется признанием за свои лечебные достоинства. Чтобы получить от него максимальную отдачу, дайте ему покипеть, по крайней мере, пять минут. Некоторым чаям требуется настояться в течение более десяти минут, чтобы они в полной мере проявили свои качества, в то время как другим достаточно нескольких минут. Так что взгляните на коробочку, чтобы узнать идеальное время настоя. Рассыпной зелёный чай — это оптимальный выбор, хотя чайные пакетики довольно удобны. Белый чай может привлечь ваше внимание своим деликатным букетом. Оба чая также отличаются противовоспалительными свойствами.

Зимой или летом я люблю, чтобы мой чай был согрет. Даже в очень жаркий летний день я получаю удовольствие от горячего лавандового зелёного чая. Однако и холодный зелёный чай тоже может быть идеальным утолителем жажды. Пьёте ли вы свой чай горячим или холодным, выделите для себя ежедневно какое-то спокойное и приятное время, чтобы насладиться своим любимым чаем. Создайте ощущение покоя и равновесия и пейте на здоровье.

ЗЕЛЁНЫЙ ЧАЙ С МЯТОЙ

1 чайная ложка рассыпного зелёного чая;
4 чашки кипятка;
большой пучок свежей мяты;
коричневый сахар или мёд по вкусу.

Насыпьте чай в чайник и залейте кипятком. Дайте настояться три минуты. Помойте мяту. Оставьте несколько веточек для украшения; всё остальное добавьте в чайник и оставьте на пять минут.

Разлейте в стаканы, подсластив, если есть желание. Украсьте оставленными веточками мяты.

Пить травяные чаи — это один из простейших и самых эффективных и приятных путей использования натуральных травяных лекарственных средств. Они помогают питать тело и разум. Я большая любительница травяных чаев с их полезными свойствами и твёрдо верю в натуральный подход оздоровления организма. Эти чаи сулят облегчение от многих недомоганий, таких как простуда, грипп и головные боли. Они сделаны из сушёных трав, цветов и фруктов. Как и всё прочее, их следует употреблять умеренно. Я покупаю рассыпные чаи в магазинах здоровой пищи. Обычно в течение дня чередую воду, соки и чаи. Выпиваю одну чашку зелёного чая утром.

К числу моих излюбленных травяных чаев относятся гинкго билоба, имбирный, солодковый, чай с корейским женьшенем и ромашковый.

Чай с гинкго билоба имеет изысканный вкус. Он улучшает приток крови через артерии в мозг, устраняя при этом вертиго (головокружение, сопровождаемое ощущением вращения. — *Прим. авт.*), головные боли, депрессию, плохую концентрацию и другие расстройства, связанные с возрастом. Он может замедлить процесс старения и улучшить память. Он также способствует лучшему функционированию глаз, ушей и ног.

А если говорить о свойствах имбиря, они безграничные: укрепляет память, улучшает пищеварение и стимулирует аппетит. Он может помочь в борьбе с простудой и гриппом, сбивает высокую температуру (горячий чай с имбирём полезен для потоотделения), активизирует иммунитет, удаляет слизь, возбуждает кровообращение и согревает тело, особенно в холодную погоду. Нарежьте или натрите свежий имбирь и прокипятите в воде на медленном огне от десяти до пятнадцати минут. Чай из имбиря согревающий и общеукрепляющий.

ИМБИРНЫЙ ЧАЙ

2–3 чайные ложки тёртого свежего корня имбиря,
1 чайная ложка солодкового корня (по желанию).

Положите корень имбиря в маленький ковшик и налейте две чашки воды. Доведите воду до кипения, накройте крышкой, убавьте огонь, подержите на медленном огне 10–15 минут. Процедите настой. Если вы не используйте солодковый корень, подсластите чай мёдом.

Солодка помогает восстановить работу надпочечников, приносит пользу эндокринной системе и увеличивает эстроген. Она также облегчает респираторные недомогания при простуде, бронхите и кашле и смягчает боль в горле.

Корейский женьшень улучшает жизненную силу, укрепляет иммунную систему, приводит в равновесие гормоны, а также и избавляет от усталости и депрессии.

Цветы ромашки обладают смягчающими и успокоительными свойствами. Ромашковый чай приносит облегчение при неприятностях с пищеварением, расслабляет нервную систему и приносит сулящий отдых сон. Он полезен также против беспокойства и бессонницы.

Я рассматриваю травы как разумную добавку в стремлении к отличному здоровью. Люблю их все. Экспериментируйте в поисках того, что лучше всего подходит лично вам. Наслаждайтесь свежезаваренным травяным чаем высокого качества.

Я верю в чайную терапию. Выработайте для себя церемонию, которая позволит вам успокоить свою тело, душу и помочь расслабиться.

Соки

Употребление свежих овощных и фруктовых соков поможет нам восстановить здоровье, очистить организм, и зарядить его энергией. Только свежевыжатые соки могут успешно заменить воду. Пить свежие соки — это путь к улучшению своего самочувствия. Свежевыжатые овощные и фруктовые соки — замечательный источник витаминов и минералов. Они быстро усваиваются, требуется всего пятнадцать минут, чтобы организм их переварил. Сырые овощные и фруктовые соки обладают целебными качествами и усиливают пищеварение. Они могут также улучшить сон, укрепить иммунитет и принести пользу для здоровья на протяжении всей вашей жизни.

Свежевыжатые соки сделать легко. Покупайте продукты самого высокого качества, которые вам по карману, и приобретите хорошую соковыжималку. Стоит вложить деньги в такое оборудование, которое позволит вам экспериментировать с разными овощами и фруктами. Смешивая небольшие дозы соков, вы сумеете найти комбинации, которые больше всего вам по вкусу. Можно смешивать овощи с фруктами. Мой любимый сок делается из моркови и яблок. Свежие соки — очень уместное дополнение к чаям и травам.

Моя история

Много лет назад у меня была обнаружена анемия (дефицит железа). Я часто уставала, у меня холодели руки и ноги, я испытывала головокружение, и всё это были распространённые симптомы анемии. Эти симптомы мешали мне наслаждаться жизнью в полной мере. Поначалу я была испугана и подавлена, но потом осознала, что депрессия — не подходящая стратегия. Я должна была собраться и что-то с этим сделать. Вместо того чтобы погрузиться в печаль, я представила себе, какой здоровой я хотела бы стать, и решила взяться за проект, цель которого — позаботиться о себе. У меня был сильный стимул вернуть себе энергию и жизненную силу и радоваться самой себе и своей повседневной жизни. Я сказала себе, что смогу восстановить крепкое здоровье. Из-за того, что я испытывала сильное желание добиться этого, у меня хватило настойчивости и самодисциплины, чтобы это произошло. Мой организм послал мне сигнал в форме анемии, чтобы направить моё внимание на улучшение здоровья естественным образом.

Я начала свой собственный процесс исцеления и предприняла шаги к тому, чтобы поддерживать моё тело здоровым, а разум — позитивным. Посетила местную библиотеку, чтобы найти вдохновляющие и посвящённые здоровому питанию книги и журналы, которые могли бы подстегнуть моё воображение. Провела исследование здоровой еды. Моей целью было найти исключительно полезную пищу, особенно богатую железом, которая могла бы хорошо насыщать организм и устанавливать баланс между белками, углеводами, здоровыми жирами и множеством фруктов и овощей. Я поглощала всю информацию, какую только могла найти, относительно правильного питания. Правда, я обнаруживала много противоречивых сведений, но это не останавливало меня. Я чувствовала себя призванной продолжать поиск моей собственной истины, моих личных пристрастий в питании и моих персональных правил относительно того, что доставляет хорошее, здоровое самочувствие.

Я не рассчитывала на быструю поправку, просто хотела дать своему организму шанс самолечения. Телесное исцеление случается со временем, если обеспечивается соответствующим питанием и позитивным мышлением. Я составила список всего, что могу сделать для себя, чтобы улучшить своё здоровье и образ жизни. Список получился довольно длинный, но я наслаждалась своими рекомендациями и глубоко в них верила. Каждый день я уделяла внимание богатой питательными веществами еде, особенно свежевыжатым овощным сокам. Начала пить свежие соки (из моркови, яблок, зелени, лимонов и грейпфрутов) и зелёный и имбирный чаи, обеспечивала себе свежий воздух, хороший сон, отдых, расслабление и лёгкие упражнения (прогулки). Это давало мне регулярно огромную дозу оптимизма. В дополнение к соковой терапии я с удовольствием пила взбитые в блендере питательные смеси, сделанные с фруктами или зеленью. Иногда они даже могут заменить одну или две еды в день.

Три месяца спустя я достигла положительных результатов. Я чувствовала себя лучше, и уровень моей энергии повысился. Я начала изучать йогу и ходить в спортзал. С тех пор здоровый образ жизни и сбалансированное питание стали на годы моим хобби, а позже это хобби превратилось в профессию, которую я люблю. Даже притом, что у меня возникали опасения, связанные со здоровьем, оглядываясь назад, могу сказать, что этот опыт был важным в терапевтическом отношении, интересным, обогащающим и познавательным. Когда обнаружилась проблема со здоровьем, это вызвало толчок, показывающий, что проблема заслуживает моего безраздельного внимания. Когда случаются болезни, из-за паники мы можем изменить свой подход к благополучию. Наши старые отговорки по поводу недостатка времени и денег исчезают. Мы можем сместить наш ракурс и поставить себя на первое место, если мы нажмём кнопку перезагрузки и начнём всё с нуля. Мы можем также достичь своих целей более качественно, с любовью и признательностью, чем вследствие паники или депрессии.

Во время этого процесса исцеления я многое узнала о себе. Я обнаружила новые свои стороны. Приобрела некоторые полезные привычки. Я делала то, что было необходимо для укрепления здоровья и полноценной жизни. Ведь здоровье — это основа всей нашей жизни. Я была способна восстановить и поддерживать баланс и закрепить успех в том. Этот процесс познавания себя изучения нужного сделал для меня возможным установить более осознанное отношение к питанию и радоваться каждому дню. Этот опыт преподал мне очень хороший и ценный урок того, что никогда не следует пренебрегать своим здоровьем и принимать его как нечто само собой разумеющееся. Всегда сохраняйте пристальный взгляд на своё здоровье и обращайтесь с ним с почтением.

Моё самочувствие сейчас является моим первейшим приоритетом. Я стараюсь жить абсолютно здоровой жизнью. Получаю удовольствие от того, что забочусь о себе и своём будущем. Установив для себя новый и чудесный распорядок жизни, я приобрела интерес к комплексному подходу к здоровью, что предусматривает упор на предупреждение болезни. Предупреждение должно стать первичным, а лечение вторичным. Я убеждена, что, если приступить к лечению недуга на ранней стадии, не возникнет ничего такого, что может привести к неизлечимому состоянию. Любые неприятности со здоровьем могут быть изменены к лучшему, по крайней мере, на 90 процентов, и возможно, вообще преодолены с помощью правильного питания, здорового образа жизни и позитивного отношения к ней. Проблемы со здоровьем часто вызваны дурными привычками, но от них можно избавиться и повернуть свою жизнь к лучшему.

Пьёте ли вы здоровые напитки, стремясь достичь хорошего самочувствия?

Глава 11

Общие размышления по поводу вдохновения

Всегда именно то, что просто, является источником чудесного.

Амелия Барр

Сила вдохновения

Что побуждает нас хорошо питаться и улучшать самочувствие? В то время как я полностью нацелена на то, чтобы быть здоровой, мне всё же требуется сильный стимул, чтобы создать сбалансированный распорядок питания и оптимально здоровый образ жизни. За вдохновением приходит устойчивая мотивация и желание сделать что-то полезное для себя. Мотивация — это продолжительный источник продуктивной энергии. Когда мотивация при тебе, это ведёт напрямую к благополучию.

Быть вдохновлённым означает обладать креативной энергией для того, чтобы достичь любой цели. Когда у вас есть стимул, у вас появляется энтузиазм и пыл. Когда я вкладываю энергию и время в поддержание здоровья, то замечаю, как это позволяет мне видеть вещи в ином свете, хорошее самочувствие, в конце концов, проявляется само собой. Доброе вдохновение — солидная база для главных начинаний. Это ведёт вперёд и может даже увлечь до такой степени, что вы действительно сделаете свою жизнь полноценной во всех отношениях.

Я поддерживаю своё вдохновение в активном состоянии, окружая себя прекрасными стимуляторами. Они напоминают мне о необходимости рассматривать здоровье как высший приоритет. Стимулятором может быть фотография, заметка или цитата. Я храню на холодильнике фотографию женщины, которая прекрасно выглядит. Я держу раскрытым свой дневник благодарности с вдохновляющей цитатой или сохраняю на зеркале прикреплённую к нему заметку, в которой сказано: «Ты действуешь великолепно! Всё делается, всё улучшается, всё идёт как надо. Так держать!». Мотивация даёт мне энергию быть последовательной, соответствовать моменту, быть подготовленной и, конечно, быть в хорошем настроении. Чтобы настроиться на физические упражнения, я должна лишь обратиться к себе самой со словами: «Дорогая, ты почувствуешь себя намного лучше духовно и физически после того, как совершишь прогулку или займёшься физическими упражнениями».

Как найти вдохновение? Оно присутствует вокруг вас повсюду. Лишь подумайте о людях, которые повлияли положительно на вашу жизнь. Какими качествами вы восхищаетесь в чемпионах, наставниках, актёрах, в людях, которые служат вам образцом? Какие шаги вы должны предпринять, чтобы развивать эти качества в своей повседневной жизни? Мы видим вокруг себя много успешных людей, и их успехи способны нас вдохновить.

Просто примените свою любознательность и воображение, и вы найдёте подлинное вдохновение. Когда у вас есть видение своего здоровья, красоты и уверенности в себе, и когда вы готовы стать человеком, каким бы вы хотели быть, и который настроен прожить свою жизнь иначе и лучше, вдохновение само посетит вас в тот момент, когда вы меньше всего этого ожидаете. Любой незначительный воодушевляющий эпизод из повседневной жизни может стать началом приятного процесса, ведущего к благополучию. Я нахожу вдохновение в разных культурах и в путешествиях. Люблю фотографировать красивые места и различные образцы дизайна и моды. Куда бы я ни направлялась, я ищу источники вдохновения. Я также беру пример с других людей, которые меня вдохновляют.

У меня есть образцы вдохновения на все случаи жизни. Они меня поддерживают и вносят оживление в мою жизнь. Когда дело касается здоровья и энергии, мне нравится читать книги о том, как помочь себе, журналы, специализирующиеся на здоровье, медитации и йоге. Я хочу укреплять свой организм и стремлюсь узнать больше о мнениях и опыте других людей и включить их полезные выводы в свою повседневную жизнь.

Когда дело касается красоты и стиля, я отдаю предпочтение элегантности Грейс Келли. Нахожу удовольствие в моде. Но я не следую моде слепо, предпочитаю сохранять собственный стиль. Мне нравится перелистывать красочные гламурные журналы. Это отличный способ узнать новые веяния в моде и применить их к своей внешности. Я охотно воспринимаю новые и приятные сезонные элементы. Когда имеешь свой индивидуальный стиль, который у меня, как я считаю, буднично элегантен, легко следовать любой моде.

Когда дело касается внутренней силы, стойкости и целеустремлённости, я обращаюсь к помощи позитивного мышления. Это вызывает у меня интерес, поддерживает в хорошем настроении, помогает приобрести знания и учит, как извлечь из этого пользу. Это помогает, ободряет и поддерживает на протяжении всей жизни.

Я читаю и для удовольствия, и для вдохновения, взаимодействую с природой и самой собой. Самые лучшие инвестиции, какие только я могу сделать, направлены на то, чтобы иметь открытый разум и душевный покой.

Научитесь по-настоящему заботиться о своём организме — и действуйте. Сохраняйте жизненную силу, оставайтесь здоровыми, элегантно одевайтесь, старайтесь выглядеть привлекательно. Празднуйте свой прогресс и добивайтесь наиболее полного внутреннего удовлетворения. Впереди чудесная жизнь. Будьте здоровыми, энергичными, и красивыми.

Моя история

Была зима. Погода была холодная, со снегом. Я решила устроить в честь своего дня рождения праздничный обед с близкими друзьями и семьёй. Мы пошли в один из моих любимых французских ресторанов — *River Café*, из которого открывается великолепный вид на Манхэттен. Заняли столик у окна. Это было превосходное место. Мы наслаждались огнями города и красотой Гудзона.

Белые скатерти, свечи, цветы, светильники, фортепианная музыка и вся атмосфера были исключительными и особенными. Ресторан был уютным и гостеприимным. В этой магической атмосфере мы даже забыли о холодной погоде.

Все были счастливыми, красивыми и нарядными. На мне было маленькое чёрное платье, сапоги на высоких каблуках, жемчужное ожерелье и такие же серёжки, а на лице — счастливая улыбка. Все было по мне и в моём вкусе.

Мы заказывали напитки, закуски, первое блюдо, второе блюдо и так далее. Еда была представлена, как произведение искусства. Порции были небольшими, но вполне достаточными, чтобы удовлетворить аппетит. Я предпочитаю качество пищи количеству. Еда была вкуснейшая. Хотелось смаковать каждый кусочек. Я видела знакомые, милые лица. Мы прекрасно проводили время, находясь в гармоничной обстановке, наслаждаясь компанией друг друга и разговорами. Это было приятно и поднимало дух.

Подошло время десерта. Я заказала шоколадный торт «Бруклинский мост» с именинной свечой наверху, чтобы загадать на ней желание. Я оглянулась вокруг, и что-то заставило меня сделать паузу. Безупречно устроенный ресторан, прекрасно сервированная еда и вид, захватывающий дух. Я была очень воодушевлена прелестью этого вечера. Он вобрал в себя все мои самые любимые моменты. Моим желанием было лучше узнать еду и всё с ней связанное, создать свой собственный здоровый стиль питания и превратить мою кухню во дворец элегантности и минимализма (покупая только то, что действительно необходимо). Я хотела, вернувшись домой, устроить нечто подобное и организовать каждый приём пищи особым и приятным образом.

Я была полна решимости следовать этому намерению и продолжала думать о преимуществах, которые оно сулило. Провела весь следующий день, претворяя эту идею в жизнь. Я даже забыла поесть, так как была увлечена устройством отдельных полок для цельных злаков, для приправ, для трав, зон кофе и чая и уголка для салфеток.

Это был замечательный день. Я была в приподнятом настроении и была готова сделать всё для улучшения своего здоровья. Отдаю должное этому воодушевлению и своим усилиям, потому что это помогало мне получить то, что я хотела. Такова эмоциональная сила вдохновения. Я бы назвала этот порыв «первичной едой».

«Первичная еда» — это в действительности сильнейший источник энергии. Это не то, что мы видим на тарелках. Это такие вещи, которые питают наши души: волнующие проекты, успех в карьере, хорошие отношения с окружающими, духовная практика, регулярные упражнения. Когда вы настолько захвачены интересным и волнующим проектом, что забываете поесть, это наполняет вас стремлением к творчеству и энтузиазму. Это прекрасно вас кормит, а питание в буквальном смысле слова становится по сути дела вторичным источником энергии.

Я уверена, вы замечали, что вы в хорошем настроении и чувствуете себя радостно, когда находитесь в предвкушении интересных проектов или уже участвуете в них. Вы наполнены светом, волнением и продуктивной энергией. В этот момент ваша «первичная еда» сбалансирована и вызывает ощущение счастья. Чем больше такой еды вы получаете в форме, порождающей удовлетворение от работы и хобби, йоги и медитации, приятных бесед с друзьями и семьёй, тем меньше вы испытываете зависимость от вторичной еды. Вторичная еда удовлетворяет наш физический голод, в то время как первичная — голод эмоциональный. Когда мы находим такой первичный источник энергии, он порождает чудесное чувство. В чём заключается ваш проект, способный вызвать у вас вдохновение?

Еда во имя жизненной силы и красоты

Пища, которую вы едите, получает зеркальное отражение: ваш выбор еды влияет на то, как вы выглядите и как себя чувствуете. Но любите вы или не любите свой образ, всегда есть возможность для улучшения. Старайтесь уменьшить потребление пищи. Находите лучшие варианты еды ради своего драгоценного здоровья и красоты.

Хорошо сбалансированная еда, насыщенная питательными веществами, и Средиземноморская кухня — по сути дела это одно и то же. Средиземноморская кухня очень хороша для нас и основана на пище, которую большинство из нас любит. Она практична, и следовать ей легко. Она базируется на оливковом масле и красном вине и других важных составляющих, таких как цельные злаки, бобовые культуры, паста, чеснок, зелень, сыр, мясо, рыба, яйца, фрукты и разнообразные овощи. Я считаю, что все эти привлекательные продукты имеют полезные качества и способны исцелять, разумеется, если потребляются в умеренных количествах. Целебные свойства пищи даже помогают организму излечивать себя и поддерживать равновесие, оставаясь в то же время вкусными.

К счастью, большинство из этих продуктов имеются в нашем распоряжении круглый год. У нас есть доступ к пище разных традиций и культур со всего мира. Не имеет значения, что вы называете своей диетой. Просто создайте здоровую основу, делая ежедневно разумный выбор. Время, затраченное на продуманный отбор полезной еды, — это время, инвестируемое в ваше здоровье.

Подкреплять себя первым делом по утрам питательной и сытной едой — отличное начало. Начните свой день с плотного завтрака. Идеальный завтрак включает в себя постные белки, богатые волокнами сложные углеводы и некоторые основные жирные кислоты. Хороший пример — гречка с топлёным или кокосовым маслом.

Что касается утренних напитков, выпейте чашку зелёного чая или воды с лимоном. Пейте за день не больше двух чашек кофе. Замените его травяным чаем или свежевыжатым овощным соком.

Обед должен быть тоже сытным. Зелёный салат или суп — хорошая закуска при условии контроля за размером порций. Затем может последовать основное блюдо нормального объёма, которое должно включать ваши любимые белки (такие, как лосось, сваренный на медленном огне, или жареные цыплята) плюс соте из овощей или овощи, приготовленные на гриле. Что касается овощей, выберите чудную радугу разных цветов. Положите на вашу тарелку пищу, по крайней мере, четырёх или пяти цветов. Чем ярче цвета, тем лучше. Красочные овощи могут включать морковку, сладкие перцы (жёлтые, красные и зелёные), брокколи, брюссельскую капусту, зелёные листья, свёклу, сладкий картофель и спаржу. Чтобы придать пище вкус, используйте травы и пряности вместо соли. Когда мы едим завтрак и обед, менее вероятно переедание вечером.

Если хотите что-нибудь «перехватить» между главными приёмами пищи, имейте в виду, что разумная закуска может помочь поддержать устойчивый уровень глюкозы в крови. Такого рода закуска включает сырые овощи, фрукты, йогурт, орехи и семечки. Орехи (такие, как миндаль, бразильские орехи, арахис, пекан, грецкие орехи) и семечки (тыквенные, кунжут, подсолнух) — это хороший выбор.

Ужин должен быть относительно лёгким, потому что пищеварительной системе необходим отдых, когда мы спим. Полезны овощной суп или зелёный салат. Избегайте тяжёлой, с трудом перевариваемой пищи, такой как мясо, сыр и хлеб. Любая еда должна быть завершена, по крайней мере, за три часа до сна.

Любите свою еду

Любое счастье зависит от неторопливого завтрака.

Джон Гюнтер

Когда мы едим цельную пищу, наше потребление хорошо сбалансировано, и мы склонны к тому, чтобы есть меньше. Диеты, основанные на страхе, чувстве вины или лишении, могут привести к обжорству. Я предпочитаю подходить к еде с любовью и признательностью. И обратила диетическую дилемму в захватывающий проект достижения на всю жизнь здорового образа питания. Ем просто, никаких мудрёных блюд. Если я употребляю калорийную еду, полнота неизбежна. Покупаю продукты, приносящие здоровье и удовольствие. Вкусы прививаются и формируются в ходе работы над собой.

Я стараюсь придерживаться критериев питательности и делать каждый день здоровый выбор. Не имеет значения, насколько загруженным был мой день, я всё равно слежу за тем, что ем. Не ем хлеб каждый день. Избегаю хлеба, сахара, готовой еды, молочных продуктов, белой муки, красного мяса и свинины. Если ем мясо, то выбираю органическое.

Я не пропускаю завтраки и люблю по утрам вкусную и сытную пищу. Мой излюбленный завтрак — это средняя тарелка варёной гречки или коричневого риса басмати с топлёным маслом и корицей сверху. Это также может быть дикий рис, овсяная крупа, кинва, просо или яйца.

Моя послеполуденная закуска включает семечки, орехи, свежевыжатые овощные соки, фрукты или фруктовые смеси.

Я стараюсь обедать до двух часов дня. Активное время пищеварения приходится на отрезок с 10 утра до двух дня, процесс переваривания пищи наиболее эффективен в этот период. Поэтому здоровее всего потреблять большую часть вашего рациона именно в эту часть дня. Не только сама пища важна, но и когда вы её едите. Когда улучшается пищеварение, становится лучше и настроение.

Мои обеды схожи каждый день. Обычно потребляю много овощей, вроде приготовленных в соте брокколи, моркови, спаржи, цуккини, немного рыбы, обычно это дикий лосось с Аляски, но иногда я ем сардины, палтус, треску, камбалу или вместо этого курицу или баранину. Начинаю с салата из аругулы или шпината, заправленного оливковым маслом, лимонным соком и некоторыми приправами. Я хочу быть уверена, что ем достаточно пищи в первой половине дня, чтобы не переедать во второй.

Ужин у меня лёгкий и простой, до 6 вечера, а иногда даже раньше. Обычно я ем овощи или суп из чечевицы, или зелёный салат с небольшим кусочком тёмного хлеба. В какие-то дни ем меньше, чем обычно, иногда мне достаточно стакана свежевыжатого морковного и яблочного сока.

Двенадцатичасовой «пост» вполне мне подходит. Устраивая двенадцатичасовой перерыв в еде между 6 вечера и 6 утра, я освобождаю свой организм от бремени переваривания пищи. Тело выполняет великолепную работу, очищая себя от шлаков. Даже краткое голодание между ужином и завтраком переводит организм в режим восстановления. Такая разгрузка поддерживает метаболизм, восстанавливает энергию и естественный баланс организма, приводит в норму вес.

Иногда выпадает загруженный день, и я пропускаю обед, и хотя я этого не люблю, такое всё же происходит. В подобных случаях, если я чувствую себя вечером голодной, я предпочитаю съесть что-нибудь лёгкое, скажем, несколько ложек вареного риса, завёрнутого в морские водоросли, или брокколи на пару, тоже в водорослях, а также капельку японского соевого соуса тамари. Таким образом, я оказываюсь голодной к завтраку, который является для меня излюбленной пищей дня.

Когда я в течение дня пью свежевыжатый морковный сок, я не испытываю уже потребности в сладком. Если всё-таки есть желание съесть десерт, я беру свежий инжир, чернику, сушёные абрикосы или финики, или орехи и семечки, когда требуется что-нибудь наскоро «перехватить». Я всегда прислушиваюсь к своему организму. Он ведёт меня в верном направлении.

Я не принимаю витамины. Все витамины делаются химиками в лабораториях. Они синтетические. Я могу получить все витамины, которые существуют, из еды. Высокий уровень витамина С содержится в лимонах и грейпфрутах. В мой ежедневный рацион включены имбирный чай, вода и большой стакан свежевыжатого грейпфрутового и лимонного сока. Это способствует тому, чтобы меньше есть, насыщает меня и отлично обеспечивает питательными веществами.

Когда я упражняюсь по утрам, я перед этим не завтракаю. После упражнений я выпиваю фруктовые смеси с белковой добавкой, ягод годжи, бананов, некоторого количества черники, льняных семян, тыквенных семечек, медовой пыльцы и воды. Мне нравится разнообразить эти смеси и другую еду различными приправами, такими как корица, кардамон и турмерик.

Хороший выбор в еде приносит хорошее здоровье. Пища, которую вы выбираете, играет критическую роль в том, насколько вы здоровы и энергичны. Как только вы сбалансируете своё питание, вы начнёте наслаждаться натуральными продуктами. По мере того, как ваш организм становится крепче, вы начинаете испытывать удовольствие, когда едите полноценную пищу. Вы почувствуете себя лучше после одной-двух недель обновлённого рациона питания.

Супы, приносящие удовольствие

Чтобы оставаться в хорошей форме, попробуйте питательную еду в виде вкусных супов. Суп может быть прелюдией к любой трапезе, к первым блюдам, главным блюдам. Суп можно есть на завтрак, обед и ужин. Когда варите доставляющие удовольствие супы, используйте самые лучшие и самые свежие из всех возможных ингредиентов. Ингредиенты, закладываемые в бульон на овощной основе, — это гармоничная смесь свежих овощей, включающая лук, чеснок, морковь и сельдерей, а также травы вроде тмина и корней петрушки. Украсьте свой суп травами, пряностями и свежим зелёным луком. Вы можете готовить домашние супы из овощей, чечевицы и курицы или рыбы.

Чудные приправы

Столетиями пряности использовались, чтобы сохранять еду и улучшать её вкус. Когда выбираете приправы, имейте в виду множество вариантов, которые во время еды должны находиться под рукой. Если вы только начинаете составлять свой набор, возьмите по одному от каждого вида, представляющего разные воздействия на вкусовые рецепторы: солёное, сладкое, пряное, кислое, острое, имеющее ореховый привкус. Попробуйте тамари, сироп из коричневого риса, жгучий перец, яблочный уксус, чеснок, турмерик, семечки тыквы.

Приправы создают неповторимую еду, способную доставить наслаждение. В любой есть какая-то польза для здоровья. Создайте набор приправ и пряностей для своего стола и персонифицируйте каждое блюдо.

- Тамари: помогает пищеварению и содержит меньше натрия, чем столовая соль или соевый соус.
- Сироп из коричневого риса: придаёт сладкий вкус, не вызывая резкого всплеска уровня сахара в крови.
- Красный жгучий перец: улучшает кровообращение, согревает тело и стимулирует пищеварение.
- Яблочный уксус: очищает пищеварительный тракт и увеличивает кровообращение.
- Чеснок: стимулирует метаболизм, обладает антибактериальными и антигрибковыми свойствами.
- Турмерик: одна из многих чудесных индийских пряностей. Известна своими противовоспалительными свойствами.

Вот некоторые рекомендуемые приправы, заслуживающие того, чтобы их попробовать. Добавьте их к списку своих предпочтений.

- Базовые пряности: корица, кумин, порошок карри, чеснок, имбирь, орегано и турмерик.
- Перцы и разновидности соли: свежемолотый чёрный перец, измельчённый в порошок жгучий перец и морская соль.
- Уксусы: яблочный, бальзамический, из красного или белого вина.
- Масла: оливковое, кокосовое, кунжутное или жареного кунжута.
- Сахарозаменители: нектар агавы, сироп из коричневого риса, мёд, кленовый сироп, сироп из фиников и стевия.
- Другие: кетчуп, горчица, солёные огурцы, квашеная капуста и халапеньо.

Экспериментируйте. Сдабривайте свою пищу целебными и приятными приправами. Оставайтесь здоровыми и бодрыми.

Согласны ли вы с тем, что пища, которую вы едите, влияет на то, как вы выглядите и чувствуете себя?

Глава 12

Общие размышления о раздельном питании

> Желание пребывать в хорошем состоянии — это часть того, как привести себя в хорошее состояние.
>
> **Сенека**

Правильное питание в сочетании с раздельным питанием

Раздельное питание — это целостная система определённого питания. Основой такого питания является определение несовместимости некоторых продуктов в процессе переваривания. Например, совместное употребление белков и углеводов негативно сказывается на пищеварительной системе. Для расщепления белков необходимо наличие повышенной кислотности, а для углеводов нужна щелочная среда. Преимущества от раздельного питания (когда углеводы не смешивают с белками) трудно переоценить: меньше вздутий кишечника, меньше кишечных газов, способность держать свой вес в норме, хорошее усвоение питательных веществ, больше энергии и более приятное настроение. Хорошо сбалансированная пища, которая делает упор на фрукты, овощи, цельные злаки, орехи, бобовые культуры, полезные жиры и постный белок, вроде рыбы, доказала, что ведёт к крепкому здоровью. Когда здоровый выбор пищи сочетается с раздельным питанием, это создаёт волшебную формулу для достижения хорошего состояния.

Когда я искала кратчайший путь к обретению здоровья и жизненной силы, я натолкнулась на очень интересную информацию о правильном сочетании пищи в книге Питера Кэлдера «Древний секрет источника молодости» ("Ancient Secret of the Fountain of Youth"). Это был проверенный временем метод питания простыми продуктами, одним или двумя при каждом приёме пищи. Я крепко верю в проверенные временем методы. Они не зря выдерживают испытание временем. Этот метод питания привлёк моё внимание тем, что улучшает пищеварение. Я знала по собственному опыту, что исправно функционирующее пищеварение гарантирует крепкое здоровье и молодость организма в целом. И я сделала раздельное питание моим ежедневным подходом к еде. Это просто, легко и экономно. Я заменила свои прежние привычки в еде новыми.

Что я узнала из своего исследования, так это то, что тибетские монахи сами выращивали свои продукты питания и придерживались в основном вегетарианской диеты с добавлением некоторого количества яиц, масла и сыра. Во время каждой трапезы монахи ели лишь один вид пищи. Это идеал. Я не думаю, что нам нужно стремиться к такой крайности. Они знали, как правильно сочетать разные виды пищи. Мы можем пожинать плоды их знаний. Мы можем объединить их проверенный временем метод с возможностями наших современных продовольственных магазинов, с их необычайным разнообразием и обилием того, что там для нас доступно. Мы также можем научиться быть более разборчивыми в выборе простой, натуральной, здоровой еды. Можем одновременно пользоваться преимуществами и Запада, и Востока.

Основа крепкого здоровья и сильного иммунитета находится в нашем желудочно-кишечном тракте. Создание здорового пищеварительного тракта — важный шаг в восстановлении баланса в организме. Когда мы уделяем нашему чреву немного больше внимания, это вознаграждает нас комфортом. Раздельное питание — это кратчайший путь к лучшему пищеварению.

Раздельное питание

Раздельное питание — это существенная часть процесса очищения. Оно может стать ежедневным подходом к вашему питанию. При неправильном сочетании пищи может возникнуть задержка в пищеварении от трёх до восьми часов, так как для пищеварительного процесса в этом случае потребуется больше энергии. Это вызывает усталость. И может быть также причиной депрессии, раздражительности, негативизма. Это ослабляет иммунную систему и способствует преждевременному старению. При правильном сочетании пищи организму не требуется так много энергии для пищеварения. В конечном счёте, вы даже, возможно, почувствуете заметный прилив энергии. Когда разные виды пищи комбинируются правильно, пищеварение функционирует хорошо, питательные вещества усваиваются легко, и здоровье в целом улучшается.

Нетрудно изучить, какая еда лучше всего сочетается между собой. Хорошая комбинация — это белки (мясо, а также курятина и рыба; молочные продукты, в том числе сыры и яйца; чечевица, бобы, тофу, орехи и семечки) с овощами и здоровыми жирами.

Другая хорошая комбинация — это крахмалы (злаки, картофель, ямс, тыква, кукуруза, артишоки, сладкий картофель, свёкла, морковь, пастернак и зимние кабачки) с овощами и здоровыми жирами. Овощи способствуют перевариванию белков и крахмала.

Когда вы смешиваете разнообразную пищу в пределах одной и той же трапезы, как мы это часто делаем (к примеру, курицу, овощи, рис и картофель), эта комбинация может затруднить пищеварительный процесс. Желудок борется с перевариванием столь большого разнообразия еды. И это обычно вызывает газы, несварение, вздутие живота и изжогу.

Обычно я разделяю свою тарелку на две части. Большая часть, около 80 процентов, для овощей, а меньшая, приблизительно 20 процентов, для белка и жиров или крахмала и жиров. Я применяю этот метод в каждый приём пищи. Это эффективный и недорогой подход к питанию. Я просто включаю эти простые правила раздельного питания в мой повседневный распорядок.

Некоторые основные правила сочетания еды выглядят следующим образом.
- Не смешивайте молочные блюда с мясными (а также с рыбными). Молоко рекомендуется принимать отдельно.
- Не включайте приготовленные и сырые продукты в одно и то же меню (сырые продукты перевариваются труднее).
- Необходимо отказаться от рафинированной пищи (сосиски, колбасы и т. д.).
- Не ешьте фрукты с другой пищей (сделайте фрукты отдельной закуской или десертом).
- Избегайте употреблять в пищу вчерашние остатки и не делайте привычкой есть разогретую еду (свежеприготовленные блюда — идеальный вариант).

- Не пейте ничего, когда едите (когда вы запиваете еду, это замедляет хорошее усвоение пищи).
- Не ешьте десерт сразу после приёма пищи (сделайте его отдельной едой или закуской).
- Ешьте только тогда, когда организм естественным путём напоминает об ощущении голода (прекратите есть, если почувствуете насыщение).
- Интервал между приёмами пищи должен составлять не менее 2–3 часов.
- Научитесь правильно сочетать разные продукты так, чтобы извлекать максимум энергии.
- Разработайте несколько вариантов раздельного питания, которые можно приготовить легко и быстро.
- Не ешьте, когда вы очень взволнованы (сердитесь, беспокоитесь или испытываете огорчение).
- Во время еды сохраняйте дух благодарности и любви.

Выполняя рекомендации по раздельному питанию, следует обратить внимание на деление продуктов по группам и следить за умеренным их потреблением. Через месяц раздельного питания у вас появится больше энергии, улучшится пищеварение и метаболизм, повысится удовлетворение своим весом. Вы также сумеете предупредить высокое кровяное давление, высокий уровень сахара в крови и повышенный холестерин.

Правильная комбинация пищи, правильные размеры порций и правильные методы приготовления дадут чудесные результаты. Моя любимая часть системы — это фокусирование на хорошем сочетании пищи. Такая стратегия делает чудеса.

Семидневный план еды

Семидневный план еды сумеет помочь установить новый и здоровый распорядок питания. Любой такой план должен быть индивидуализирован. Используйте это меню как руководство для вашего собственного излюбленного набора блюд. Приводимое ниже расписание благотворно и соблюдается легко. Помните: цель этих семи дней — наслаждаться едой, улучшать в целом здоровье и самочувствие и даже стать стройнее, не ограничивая себя при этом в еде.

Ежедневная мантра — ешь умеренно, знай во всём меру. Иногда, когда вы не очень голодны, вы можете съедать уменьшенные порции или даже половину того, что написано ниже для каждой трапезы (например, ешьте только салат и исключите курицу и овощи или наоборот). Лучше избегать хлеб, но если всё-таки вы едите его, он не должен содержать дрожжей или сахара и должен быть полностью натуральным.

У некоторых из нас существует привычка пропускать завтрак, который как раз может иметь здоровые последствия. Проведите эксперимент. В течение двух недель съедайте завтрак и замеряйте каждый день уровень своей энергии по шкале от 1 до 10.

Завтрак и обед должны быть — и тот, и другой — плотными и вкусными.

Постарайтесь устраивать ужин значительно раньше, по крайней мере, за три часа до сна. Обильные вечерние трапезы сопряжены с большим риском нарастить излишний вес. После лёгкого ужина и приятного освежающего сна вы можете проснуться, испытывая отличный аппетит.

День 1-й

Завтрак: гречневая каша со столовой ложкой топлёного масла (гхи) (замочите гречку в воде на 10–15 минут перед варкой).

Обед: зелёный салат с нарезанным авокадо, с грецкими орехами, с оливковым маслом и лимонным соком; запечённый или сваренный в кипящей воде лосось и приготовленные на пару овощи, например брокколи с перцами, брюссельской капустой, помидорами и спаржей.

Закуска: натуральный простой йогурт. Закуска перед тем, как уйти с работы, поможет вам избежать еды, когда вы придёте домой.

Ужин: овощной суп.

День 2-й

Завтрак: омлет с вашими любимыми овощами, свежими травами и пряностями.

Обед: зелёный салат с нарезанным авокадо, с тыквенными семечками, оливковым маслом и лимонным соком; форель, приготовленная на пару с вашими любимыми овощами.

Закуска: салат из свежих фруктов.
Ужин: ячменный суп.

День 3-й

Завтрак: коричневый рис со столовой ложкой топлёного масла, (гхи), добавив чуточку корицы.
Обед: салат из шпината с луком, зелёными перцами, помидорами, оливками, огурцами, оливковым маслом и лимонным соком; овощной суп с бобами.
Закуска: салат из свежих фруктов.
Ужин: копчёный лосось и овощи, завёрнутые в лепёшку.

День 4-й

Завтрак: просо с топлёным маслом (гхи) и корицей.
Обед: салат из аругулы с оливковым маслом и лимонным соком, соте из тофу с вашими любимыми овощами.
Закуска: печёное яблоко с корицей.
Ужин: суп с чечевицей.

День 5-й

Завтрак: кинва с кокосовым маслом и корицей.
Обед: зелёный салат с оливковым маслом и лимонным соком; варёная форель или варёная баранина и овощи на пару.
Закуска: свежевыжатый морковный и яблочный сок или зелёное яблоко и сок шпината.
Ужин: печёный сладкий картофель с брокколи, цветной капустой и морковью.

День 6-й

Завтрак: овсянка с кокосовым маслом и корицей.
Обед: зелёный салат с оливковым маслом и лимонным соком; рыбный кебаб с овощами, приготовленными на гриле.
Закуска: сушёные абрикосы или орехи.
Ужин: поджаренный в тостере хлеб с копченым лососем, шпинат, лук и маринованные/солёные огурцы.

День 7-й

Завтрак: яйца вкрутую, авокадо и морские водоросли.
Обед: зелёный салат с оливковым маслом и лимонным соком и запечённая в духовке курица с овощами.
Закуска: фруктовый салат из ананаса.
Ужин: суп с брокколи.

Вы можете сравнить своё меню с этими образцами и посмотреть, что больше вам подходит. Если вы в какой-то день не будете есть согласно выбранному плану, не корите себя за это. Постарайтесь в другой раз. Изменения в питании и образе жизни не происходят в одночасье. Это достигается постепенно, шаг за шагом.

Вкус весны

Когда приходит весна, это самое лучшее время для того, чтобы очистить ваш организм, сжечь лишний жир и попоститься. Я обычно не дожидаюсь весны для лёгкой очистки организма. Я делаю это несколько раз в год, когда ощущаю потребность сбавить вес. Я всегда обращаюсь к натуральным средствам, чтобы помочь организму функционировать хорошо. К признакам того, что телу нужно помочь лёгким внутренним очищением, относится нехватка энергии, увеличение веса, бессонница, тёмные круги под глазами, дряблая кожа, плохое пищеварение, тошнота, раздражительность, судороги ног и туман в голове. Когда я замечаю какие-либо из этих признаков, я уже знаю, что пришло время для лёгкой чистки.

Можете выбирать различные способы очищения, в том числе свежевыжатые зелёные соки, чай из одуванчиков или имбирный, а также уменьшение размера порций, конечно, в соответствии с индивидуальными нуждами. Нужно есть меньше, но чаще, четыре или пять раз в день.

Мой план очищения организма включает одуванчики, которые являются самым популярным растением в трёх древних травяных традициях: в западной, восточной и аюрвердической. Одуванчики всегда использовались для поддержки функционирования печени. Очищение травами приятно и эффективно.

Одуванчик в традиционной медицине рассматривается как тонизирующее средство для печени и почек. Он также используется для улучшения пищеварения. Добавьте листья одуванчика к своему салату или заварите корни и листья при приготовлении чая. Когда я следую своему плану очищения, я выпиваю каждый день одну-две чашки чая с одуванчиками и имбирём. Я также с удовольствием добавляю листья одуванчика к своему зелёному салату, а также авокадо, листья базилика, молодую аругулу, огурец, очищенные помидоры.

Салат из одуванчиков
(рассчитано на 3–4 порции)

1 чашка листьев одуванчика,
1 средних размеров протёртая морковка,
3 чашки шпината,
1 маленькая луковица фенхеля, тонко нарезанная (полчашки),
полчеренка сельдерея, тонко натёртого,
1 чашка порубленной петрушки.

Приправа для салата

2 столовые ложки оливкового масла с соком, выжатым из половины лимона.
3 зубчика истолчённого чеснока (две чайные ложки).

Семечки фенхеля могут успокоить ваш желудок и предупредить нежеланные газы и вздутие. Эти вкусные семечки — хороший источник волокон, витаминов и минералов. Добавьте чайную ложку фенхеля в чашку горячей воды и дайте покипеть пять минут. Или попробуйте семена сырыми.

Самый быстрый путь приобрести здоровье и жизненную силу — это обеспечить своему организму сбалансированное питание, уменьшая при этом размеры порций. Следить за тем, что вы едите и когда, очищать периодически свой организм и регулярно упражняться. Мы в состоянии создать меню, позволяющее оставаться здоровыми и красивыми. Именно сегодня самое подходящее время начать питаться чище и зеленее.

Варианты меню для лёгкой чистки

Это меню было заимствовано из «Медицины духа» ("One Spirit Medicine") Альберто Виллолдо. Я изменила некоторые рекомендации, исходя из своих предпочтений. Ниже приводится моя версия меню очистительного характера.

Вот некоторые рекомендации по поводу еды и закусок.

- Первый завтрак дня (в 7–8 часов утра): зелёный сок, сделанный из пучка шпината, один огурец, два стебля сельдерея, полдюйма имбиря и одно зелёное яблоко.
- Второй завтрак дня (в 10 часов утра): белок и здоровые жиры на ваш выбор: яйца, козий сыр, копчёный лосось и орехи — всё это отличные варианты; или немного варёных цельных зёрен, таких как просо, коричневый рис, амарант, кинва, гречиха. Выберите либо белки, либо углеводы.
- Обед (1 час дня): зелёный салат или порция овощей, приготовленных на пару. Вносите в еду разнообразие, включая зелёный горошек, брокколи, цветную капусту, морковь, свёклу, спаржу, кормовую капусту, брюссельскую капусту и др. Используйте для вкуса здоровые масла, пряности и травы. Добавьте горсть орехов или семечек или авокадо, или порцию копчёного или приготовленного на пару лосося или другой рыбы. Лосось богат здоровыми жирами, которые имеют критическое значение для иммунной системы. Получайте удовольствие от вкусных рыбных блюд.
- Послеполуденная закуска (в 3–4 часа дня): орехи или семечки или пюре из авокадо с травами и пряностями, или немного салата, или зелёного сока, или какой-либо свежий фрукт, скажем, груша, яблоко, ананас, цитрус.
- Ужин (постарайтесь закончить его к 6 вечера). Постарайтесь выбрать либо зелёный салат или паровые овощи, либо небольшую порцию рыбы.
- На протяжении дня: пейте много воды, по крайней мере, восемь стаканов, а также в дополнение один стакан воды с соком, выжатым из половины лимона, и утром — одна чашка зелёного чая.

Здоровые методы приготовления пищи предполагают использование гриля, пар, варку и сотирование. Когда я готовлю, я всегда добавляю топлёное масло, фенхель, семена кумина, тёртый имбирь и турмерик.

Лёгкой чистки организма можно добиться с помощью трав, отказываясь при этом от молочных продуктов, от жареного, от красного мяса, сахара, продуктов из белой муки, от соли, алкоголя и готовой еды, а также ограничивая себя в течение одной недели лёгкими, питательными блюдами. Это поможет организму, особенно печени, избавиться от токсинов и обновить и омолодить кровь. Это один из наиболее приятных способов улучшить целительные процессы в вашем теле.

Вы также можете безопасно и эффективно очистить свой организм, прибегнув к программе соков. Соки — великолепный способ получить желаемые питательные вещества. Начните пить свежевыжатые овощные и цитрусовые соки и делайте это регулярно. Каждый овощ имеет свойство исцелять определённый орган. Например, свёкла и одуванчики оказывают целебное воздействие на печень. Достаточно небольших количеств, так как эти овощи обладают сильным оздоровительным эффектом для печени. Цитрусовые тоже поддерживают процесс очищения этого органа.

Во время очищения я пользуюсь сауной или парилкой. В этот период пью больше и ем меньше.

Но более важно очистить свой разум от негативных мыслей. Настройтесь на позитивное отношение ко всему, с чем сталкиваетесь.

Вы можете улучшить своё самочувствие всего за месяц и поддерживать его всю свою жизнь. Всё в ваших руках, необходимо найти в себе силы, желание и верить в свою мечту сохранить здоровье и достичь идеального веса. Поставьте себя на первое место. Вы заслуживаете того, чтобы прожить восхитительную жизнь. Скажите «да» здоровью и красоте.

Задумывались ли вы над преимуществами раздельного питания?

Глава 13

Общие размышления по поводу дневника питания

Здоровье — это взаимоотношения между вами и вашим организмом
Терри Гилльеметс

Здоровье по вашему дизайну

Задумывались ли вы, чем и как питаете свой организм? Позволяет ли ваш подход к питанию вам есть вкусно? Чувствуете ли вы себя хорошо?

Если вы, подобно мне, хотите улучшить и укрепить своё здоровье, тогда вам в самый раз завести дневник питания. Мой дневник стал точкой отсчёта для того, чтобы начать высказывать свои мысли относительно питания, упражнений и моих намерений. Я хотела узнать больше о своей природе: что я люблю и что — нет, что приносит мне комфорт, а что — дискомфорт. Когда я осознала, что моё драгоценное здоровье действительно важно, я решила предпринять определённые действия и обеспечить здоровье по своему собственному усмотрению, основываясь на моей индивидуальности. Я испытывала сильное желание стать активной участницей в этом движении. Процесс ведения дневника питания был забавный, информативный и даже самокритичный. Это полезный и интересный инструмент. Он помог мне улучшить мои привычки и выработать простой и полезный рацион питания.

Что касается меня, то я делала записи в дневнике. Но вы также можете пользоваться блокнотом или вести дневник на компьютере. В своём выборе я придерживалась медленного и последовательного подхода, заключавшегося в раздельном питании. Старалась не делать всё сразу. Во-первых, я прошлась по всем моим кухонным шкафчикам, рассматривая, что там имеется. Затем организовала то, что у меня было в наличии, и приготовилась купить то, что нужно. Во-вторых, я стала планировать приёмы пищи. Когда я шла в продовольственный магазин, у меня был с собой список продуктов, которые я собиралась купить. Планирование наперёд позволяло покупать с разбором. Мне доставляло удовольствие готовить, и я проводила достаточно времени в кухне. Я записывала свои трапезы ежедневно, обращая внимание на то, что я ем, когда ем, и что ощущаю после этого физически и эмоционально. Я училась прислушиваться к своему организму.

Для людей, которые не любят готовить или делают это от случая к случаю, в продаже имеется огромный выбор хорошо приготовленной, вкусной еды. В некоторых магазинах существуют целые секции готовых блюд.

Я не люблю выбрасывать продукты. Нам всем доводилось участвовать в разных мероприятиях, после которых выбрасываются горы оставшейся еды. Расточается впустую потрясающее количество пищи. И в то же время огромное число людей недоедают. Я обычно задумываюсь о том, как стать более сознательной и менее расточительной в потреблении. Для этого надо составлять списки покупок, планировать меню и готовить ежедневно свежую пищу. Я выбираю продукты разумно, основываясь на их питательности и способности сделать здоровее каждую клеточку тела. Я предпочитаю маленькие порции с большой питательной ценностью и великолепным вкусом. Стараюсь сделать мой план еды лёгким, доставляющим удовольствие, доступным по цене и вкусным.

Переваривание мяса обычно занимает от пяти до шести часов. Поэтому я стараюсь не есть мясо или есть пораньше и не каждый день, и выбираю что-нибудь полегче.

Пить весь день травяные чаи и много воды, а также свежевыжатые овощные и цитрусовые соки доставляет удовольствие.

Но что важно, так это то, что сахар и сладости должны быть очень ограничены. Я избегаю употреблять белую столовую соль, белый сахар и белую муку. Такой пищевой план прекрасно меня устраивает.

Устанавливая хорошие отношения с собственным организмом, я изменила к лучшему мою ментальность в области питания. Я постепенно открывала для себя, какая еда больше всего мне подходит. Внимательно прислушивалась к подсказкам и сигналам организма по мере того, как пробовала различную еду. Например, если появлялись газы или изжога после определённой пищи, я немедленно приходила к выводу, что эти блюда не для меня.

Выбирать здоровые и вкусные продукты и учиться сочетать их должным образом было самым большим вкладом в себя и в своё здоровье из всего, что могла сделать. К тому же это помогало осознать, что позитивные изменения в весе — это естественный результат сбалансированного питания и здорового образа жизни.

Для меня лучшими помощниками здорового и приятного образа жизни являются вода, солнце, свежий воздух, травы, разумное питание, упражнения, йога, медитация, массаж, рефлексология, акупунктура, прогулки на природе, увлекательные беседы с друзьями, воодушевляющее чтение, хороший сон, расслабление и позитивный настрой, и всё это мой дневник питания позволяет отслеживать. Жизнь красивая, и она включает в себя длинный список здоровых и приятных занятий, которыми мы можем себя побаловать. Я делала записи в моём дневнике питания каждый день, и он стал моим хорошим другом. Делилась своими мыслями, чувствами, намерениями, планами и целями. Это помогло мне изменить образ мышления. Помогло организовать свои мысли. Я получила возможность более ясно осознать, что происходит в моей жизни. Это вывело на поверхность нерешённые проблемы, скрытые возможности и творческие подходы. Питание и душевное здоровье идут рука об руку и обеспечивают исцеление на эмоциональном и физическом уровнях, что создаёт комплексный подход и ведёт к здоровью.

В то время как я экспериментировала с едой, образом жизни, мыслями и чувствами и праздновала каждый шаг в своём продвижении, я могла легко видеть, какую дорогу избрать в жизни — ту, что ведёт к положительной мысленной установке на здоровье и радость. Я всё ещё учусь, как создавать позитивную и благоприятную атмосферу. Это чудесный процесс самоисследования и самообогащения. Позволяя себе принимать участие в этом увлекательном процессе, окружённая доставляющей удовольствие атмосферой создания лучшей повседневной жизни, я увидела, как начала обретать форму мотивация к здоровому образу существования.

Благодаря тому, что я выбрала подход, позволяющий устанавливать связь между телом и душой, я обрела способность продвигаться по направлению к отличному здоровью. Ведение дневника питания было чудесным опытом. И оказалось, что всё это имело отношение к моим личным поискам. Это помогло мне без усилий изменить себя и свою жизнь, постепенно и творчески. Моё мнение о себе стало улучшаться. Ведение дневника также дало мне шанс исследовать и развивать многие важные аспекты жизни и двигаться вперёд хорошо подготовленной.

Если вы настроены серьёзно относительно изменения своего рациона питания, начните с записей в дневнике, отмечая всё, что едите, пьёте и думаете каждый день. Прислушивайтесь к своему телу, изучайте свои привычки. Затем вы сможете приспособить питание и образ жизни к своим индивидуальным нуждам. С помощью дневника вы выработаете такие привычки, которые сохранятся надолго. Наполните свой дневник здоровой дозой удовольствия и забавы. Записывайте свои цели и следуйте им. Научитесь быть гибкими и улыбайтесь чаще.

Разумное питание

Удовольствие от еды предполагает неторопливость и полноту ощущений от того, что вы едите. Время, затраченное на осмысленную еду, — это время, использованное с толком. Когда вы уделяете внимание тому, как вы едите, пища приносит удовлетворение и радость. Еда должна быть приятным и осознанным занятием. Осознанность в питании означает, что вы устанавливаете добрые отношения с пищей и с собой. Хорошие отношения с едой помогают вам иметь и поддерживать своё здоровье и идеальный вес. Осмысление включает, что вы едите и как вы едите. Поглощать пищу в молчании и хорошо проводить при этом время наедине с собой позволяет прекрасно себя чувствовать.

Оптимальное пищеварение начинается во рту. Настройтесь есть медленно. Еда начинается с простого акта пережёвывания. Оно приводит к лёгкому перевариванию и лучшему усвоению питательных веществ. Ешьте свою вкусную и питательную пищу за обеденным столом, а не у компьютера или телевизора. Когда вы на что-то отвлекаетесь, вы легко можете съесть больше, чем требуется, и к тому же даже не почувствовать удовольствия от еды.

Убедитесь, что едите осмысленно. Уделите пище всё ваше внимание. Смотрите на неё. Ощутите запахи. Начинайте жевать. Делайте это медленно. Каждый кусочек должен быть опробован на вкус. Попробуйте посчитать, сколько раз прожёвываете каждый кусок, установив для себя цель — от тридцати до пятидесяти раз. Сделайте паузу: положите вилку между кусками. Наслаждайтесь каждым из них. Пусть простой акт жевания даст вам возможность расслабиться. Уделив время пережёвыванию, вы позволите себе наслаждаться всем спектром вкусов и ароматов, которые содержит пища. Для вашего желудка требуется около двадцати минут, чтобы сообщить мозгу, что съедено достаточно. Как только почувствуете насыщение, остановитесь. Когда вы пережёвываете пищу тщательно, пищеварение становится более эффективным, и ваш организм начинает чувствовать чудесную лёгкость.

Если вы хотите достичь идеального веса, ешьте больше овощей и рыбы и старайтесь придерживаться меню, в котором хорошо сбалансированы белки, углеводы, здоровые жиры, витамины и минералы. И что наиболее важно, посылайте себе позитивные пожелания хорошего здоровья, энергии, изобилия, любви и счастья. Это может привести к медитации с сильным целительным эффектом. Я нахожу удовольствие в осознанном питании и надеюсь делать это чаще.

Есть осмысленно — это приносит удовольствие. Это как пищевая терапия.

Организуйте для себя ежедневное уединение для осмысленной еды. Когда вы тщательно пережёвываете пищу, вы испытываете насыщение и удовлетворяете свой аппетит меньшим количеством пищи. Сделайте разумную еду сознательным, опирающимся на знания выбором. Ищите здоровье, радость и удовольствие в каждом приёме пищи. Наслаждайтесь преимуществами неторопливости и смакования каждого кусочка.

Старайтесь жить насыщенно и осознанно каждый миг. Есть магическая сила в текущем моменте. Найдите свой собственный подход к осознанному питанию и осмысленному бытию. Чем больше осознания происходящего в наши дни, тем лучше. Научиться жить здоровым образом — это значит практиковать осмысленность. Будьте настойчивыми и терпеливыми в создании своего разумного образа питания. Изучайте и практикуйте это искусство.

Буфет для гурманов

Начните с небольшого преобразования своей кухни. Прежде всего, тщательно исследуйте содержание холодильника и используйте те продукты, срок годности которых скоро истекает. Оставьте больше места для свежих овощей. Когда кухня выглядит чище и привлекательнее, это повышает удовольствие от приготовления. Правило № 1: готовьте еду с любовью.

Я получаю удовольствие от разнообразия продуктов питания. Я иду покупать всё, что мне нужно на следующую неделю. После того, как я заканчиваю со списком, я делаю остановку у буфета для гурманов, именуемого также «салатный бар». Прохожу по буфету своего местного супермаркета и беру свежеприготовленную еду. Существует множество различных, сделанных с выдумкой блюд, из которых можно выбирать. Обычно я останавливаюсь на рыбе и обширном многообразии овощей и салатов.

Я горжусь изобилием наших магазинов и испытываю благодарность по отношению к людям, которые мастерски готовят вкусные блюда для этих салатных баров. В тот день, когда я делаю покупки, я, как правило, не готовлю. Предпочитаю купить и сразу есть, наслаждаясь удобством свежеприготовленных блюд. Это простой способ выбрать то, что мне нравится. Пусть повара делают то, что им удаётся лучше всего: готовят отличную еду. Это экономит мне время и усилия. Иногда люди говорят мне: я не знаю, что мне есть. Да просто отправьтесь в приятное путешествие в салатный бар и отведайте то, что покажется вам аппетитным.

Экспериментируйте с разнообразием вкусных и привлекательных блюд. Вы наверняка найдёте пищу, которая привлечёт ваше внимание и от которой немыслимо отказаться.

Кухня блистает чистотой. Холодильник полон свежих продуктов. Меню запланировано. Еда, купленная в буфете, готова. Теперь наступает время красиво сервировать обеденный стол и погрузиться в позитивное настроение, чтобы наполнить свою трапезу радостью.

> Пробовали ли вы вести дневник питания? Являетесь ли вы разумным и сознательным едоком?

Глава 14

Основные размышления по поводу упражнений

> Чтобы насладиться сиянием хорошего здоровья, вы должны уделять внимание физической нагрузке.
>
> **Джин Танни**

> Доктор будущего не будет давать лекарств, но будет прописывать пациенту правильное питание, свежий воздух и упражнения.
>
> **Томас Эдисон**

Движение — это жизнь

Хорошо сбалансированное питание идёт рука об руку с физической активностью. Моя философия здоровья и красоты охватывает вкусную еду и подходящие упражнения. Физическая нагрузка великолепна для наших мышц, костей и мозга, и это ключ для достижения отличного здоровья. Существует много причин для того, чтобы ежедневно находиться в движении, в частности, необходимость усиливать кровообращение, развивать гибкость и повышать энергию, улучшать работу сердца, тонус организма, пищеварение и способность сосредотачиваться, а также снимать напряжение.

Главная цель упражнений — способствовать равномерному потоку энергии по всему телу. Мы можем восстановить энергию, усиливая кровообращение. Согласно китайской медицине, все болезни — результат застоя энергии. В древности китайцы верили, что когда «ци», то есть энергия, застаивается в организме, это создаёт дисбаланс, и мы заболеваем. Когда «ци» течёт свободно и непринуждённо, все органы и системы остаются в состоянии гармонии и равновесия. Физическая активность улучшает работу всего организма, в частности, дыхание, лимфатическую и пищеварительную системы. Это сохраняет нам молодость и наполняет жизненной силой.

Постарайтесь найти комплекс упражнений, который лучше всего подходит именно для вас. Его можно скомпоновать, исходя из ваших собственных нужд и в том объёме времени, который вы в состоянии потратить на поддержку организма. Выберите упражнения, которые вам больше всего по душе, и сделайте частью вашей повседневной жизни. И помните: если упражняться слишком много или слишком мало, это не принесёт вам пользы.

Для людей с избыточным весом стоит начать с йоги, плавания и других упражнений в воде, но сначала нужно отрегулировать питание. Чтобы поддерживать себя в форме, вы должны заниматься от трёх до пяти раз в неделю. Посвятите умеренной физической активности, по крайней мере, тридцать минут почти каждый день. Сделайте упор на здоровье, вместо того, чтобы пытаться сбросить вес. Позвольте своему телу самому найти его естественный, идеальный вес. Это придёт к вам, как награда за проделанную работу. Если вы будете последовательно прикладывать усилия, фунты веса будут постепенно исчезать. И вы почувствуете себя легче и здоровее. Дайте своему телу один-два дня в неделю, чтобы отдохнуть, но не расслабляйтесь. В дни отдыха практикуйте ходьбу.

Найдите равновесие между хорошими привычками в питании и физической активностью. Целенаправленные методы присмотра за своим здоровьем помогут вам сделать переход лёгким и комфортным. Процесс успешной трансформации здоровья приносит огромное удовольствие.

Обычно мы можем обходиться меньшим количеством пищи, чем, как правило, поглощаем. Сократите порции. Используйте меньшие по размеру тарелки, чтобы есть меньше.

Найдите место, где можно получить удовольствие от занятий спортом или какими-то другим видами деятельности, направленными на сжигание калорий: спортзал, классы йоги, танцевальная студия или помещение для упражнений в собственном доме. Или попробовать что-то совсем новое? Вы можете разработать для себя программы тренировок, исходя из вашего уровня энергии.

Дайте себе обещание и сдержите его. Упражняйтесь ежедневно или хотя бы просто регулярно.

Радость ходьбы

Есть множество альтернативных вариантов физических нагрузок. Ходьба — один из лучших и наиболее недооценённых видов упражнений. Даже если у вас нет времени пойти в спортзал, совершите продолжительную прогулку в местном парке или выйдите из метро на остановку раньше и пройдитесь до дома пешком. Это заставит ваше сердце работать активнее и даст вашему телу лёгкую нагрузку, в которой оно очень нуждается.

Вы можете начать с ходьбы и разминки и постепенно перейти к более сложным физическим упражнениям. Попробуйте каждый день или через день совершать бодрящую прогулку продолжительностью двадцать минут. Выберите комфортные для вас темп и расстояние и прибавляйте понемногу каждую неделю. Доставьте себе удовольствие, прогуливаясь вдоль океана или в парке. Сделайте такие прогулки постоянной частью своей жизни. Мечтайте и дышите свежим воздухом. Дыхание — это жизнь. К тому же созерцать небо и природу — это умиротворяющее и прекрасное занятие. Оно уравновешивает тело и душу. А регулярная привычка гулять на солнце даёт дополнительное преимущество, пополняя наши ресурсы витамина D. Это самый простой и самый удобный способ достигнуть целей, связанных со здоровьем и хорошим настроением.

Я не отказываю себе в удовольствии устраивать прогулки радости, особенно когда хорошая погода. Во время таких прогулок я концентрирую внимание на том, чтобы подышать свежим воздухом, выдохнуть усталость, вдохнуть энергию и почувствовать освежающий прилив в лёгкие и во все клетки организма. Я мысленно говорю себе: «Свежий воздух — в себя, застоявшийся воздух — из себя». Если я устала после долгого и напряжённого дня, прогулка радости приносит мне огромное наслаждение. Она сразу же меня успокаивает. Это срабатывает для меня, и будет срабатывать для вас тоже.

Гуляйте, бегайте, катайтесь на велосипеде, играйте в теннис — приводите своё тело в движение так, как вам нравится. Регулярные упражнения — одна из самых благотворных вещей из всего, что вы можете сделать для нормализации сахара в крови и в целом для здоровья. Найдите себе единомышленников, если вам это надо. Общайтесь с людьми, которые сознательно относятся к своему здоровью, чтобы вместе ходить в классы йоги или на танцы. Благодарите ваше тело и получайте удовольствие от процесса, который делает вас здоровее и счастливее.

Идеальная осанка

Хорошая осанка, гибкость и мышечный тонус — базовые требования для отличного здоровья. Наша осанка играет фундаментальную роль в том, как мы выглядим и как себя чувствуем. Это основа для того, чтобы быть в форме. Когда у нас ровная спина, это привлекательно и свидетельствует о здоровье. Это означает, что всё сбалансировано. Плохая осанка ведёт к недостатку жизненной силы и к ряду недомоганий, таких, как головная боль, плохое кровообращение, физическая и эмоциональная напряжённость, боли в спине, усталость и плохое пищеварение. Всё это свидетельствует о том, что организм не сбалансирован.

В первую очередь научитесь правильно стоять. Глядя на себя в зеркало, вы можете осознать, как вам нужно держать спину. Ваше отражение покажет, в порядке вы или нет. Без зеркала вам трудно судить, насколько правильно вы управляете своим телом. Поддерживайте свою осанку и улучшайте её, независимо от возраста. Мой метод прост. Когда я делаю упражнения, я напоминаю себе держать спину прямо. Стараюсь быть сознательной относительно того, чтобы сохранять тело в правильной позиции.

Плоский живот

Я была восхищена, увидев прекрасную женщину с идеальным плоским животом на обложке журнала, посвящённого здоровью. Немедленно моей целью стало заняться аэробикой на уровне от умеренного до сильного. Это так же, как некоторые другие виды интенсивной физической активности, такие, как бег, плавание и велосипед, вызывает энергичное потоотделение, что уменьшает жировой слой живота. К тому же аэробика укрепит мои руки, ягодицы и бёдра, поднимет тонус ног, взбодрит метаболизм и улучшит мозговую деятельность. Это была идея, выигрышная во всех отношениях. Я нацелилась на то, чтобы посвящать один час в неделю аэробике, включающей упражнения с тяжестями.

С возрастом замедляется метаболизм, что играет определённую роль в наращивании жира живота. Избыток жира в этой области может также свидетельствовать о дефиците потребления фруктов и овощей и о недостатке ежедневных занятий физкультурой.

Бросьте вызов своему телу. Вообразите, что обладаете подтянутым животом, который соответствует пропорциям вашего тела. Разработайте соответствующий комплекс упражнений и действуйте ради осуществления своей цели. Проявляйте упорство. Награда будет велика, включая улучшение наружности и гибкость. Когда у вас живот в тонусе, возможность держать прямо спину приходит естественным образом.

Если вы хотите сделать ваше тело стройнее, проявите больше усилий, попробуйте прибегнуть к некоторым старомодным средствам (они прекрасно работают), таким как не есть сахар, пить имбирный чай, контролировать размер порций, отказываться от ужина, пить больше воды, зелёные соки, есть ягоды и много зелёных овощей (они содержат мало калорий и богаты питательными веществами). Потребуется несколько недель, чтобы увидеть результат. Будьте терпеливы, спокойны и заботьтесь о себе.

ГИБКОСТЬ ТЕЛА

Медленная растяжка улучшает гибкость тела и повышает его тонус, а также снимает мышечное и эмоциональное напряжение. Упражнения с акцентом на растяжку способствуют гибкости, особенно в позвоночнике, который связан напрямую с каждым органом. Когда позвоночник в здоровом и гибком состоянии, жизненная сила увеличивается и осанка улучшается. Приятное и лёгкое растяжение позвоночника и мышц помогает убирать эмоциональное напряжение и мышечную скованность.

Я иногда разминаюсь, пользуясь DVD о йоге, и делаю это в комфортных условиях своего дома. Я люблю делать разминку по утрам, перед тем как приступить к другим упражнениям. Это играет важную роль в моей ежедневной практике и помогает лучше справляться с разными другими трудностями. Развитие гибкости тела распространяется на многие жизненные ситуации. Оно способствует и гибкости ума. Растяжка мышц и правильное дыхание улучшают кровообращение и приносят удовольствие. Когда вы подружитесь с утренней разминкой, пять-семь раз в неделю, вы почувствуете себя лучше физически и эмоционально и станете обладателем стройного тела.

Дыхание — это жизнь

Дыхание — это то, без чего мы не можем жить. Это наше естество, наша природа. Мы не задумываемся, когда дышим. Но для нашего тела это важно. Когда мы дышим, особенно свежим воздухом, мы обеспечиваем клетки нашего тела кислородом, необходимым для нормального функционирования. Когда наше дыхание поверхностное, клетки не получают достаточно кислорода и не могут функционировать нормально. В результате мы ощущаем усталость.

Правильные дыхательные техники лежат в основе многих древних философий исцеления. Они учат управлять процессом дыхания. Согласно индийской философии, плохое состояние здоровья возникает от избытка слизи в организме и от застойных явлений в лёгких. Дыхание — это натуральная терапия для здоровых лёгких. Оно отвечает за фильтрацию кислорода и доставку его в кровь. Мы можем укреплять наши лёгкие, устраивая прогулки на природе. Правильное дыхание улучшает кровообращение, помогает очищать организм и способствует его исцелению. Оно стимулирует физическое и психическое расслабление и улучшает общее состояние организма. Зачастую мы дышим неправильно, но мы можем научиться делать это, как требуется.

Существует много различных дыхательных техник, которые стоит попробовать, в том числе продолжительные, глубокие вдохи. Это успокаивает, уравновешивает эмоции и способствует гармонии тела, ума и духа. Этой техникой можно пользоваться и в медитации, и в повседневных ситуациях, когда вы хотите держать под контролем свои эмоции и оставаться способными ясно мыслить и действовать эффективно. Помните, что чем медленнее ритм дыхания, тем лучше вы контролируете свой ум. Если вы хотите научиться управлять своим дыханием, попробуйте лёгкое упражнение, которым стоит воспользоваться. Лягте на спину, руки слегка отведите от тела, положите их ладонями кверху, ноги расслаблены и немного расставлены. Если вы сидите в кресле, поставьте ступни ровно на пол, плечи расслаблены, позвоночник выпрямлен. Закройте глаза. Начните вдыхать медленно через нос, используя диафрагму (надувая живот), и выдыхать воздух через рот так медленно и глубоко, как только можете.

Наше дыхание синхронизировано с нашими мыслями. На дыхание влияют любые состояния нашего ума. Измените своё дыхание — и моментально изменится состояние ума. Вы можете использовать продолжительное глубокое дыхание. Эту практику можно рассматривать как медитацию. Выберите свой собственный список установок для того, чтобы медитировать. На каждом вдохе мысленно примите то, что хотели бы притянуть к себе. А на выдохе освободитесь и избавьтесь от противоположных по смыслу установок. Например, вдыхаем здоровье, энергию, спокойствие, силу, позитивность. Выдыхаем болезни, усталость, озабоченность, слабость, негативизм.

Посвятите этому от трёх до пяти минут. Это поможет вам успокоиться, и вы почувствуете себя лучше. А также медитация Дзен (музыка для медитации и релаксации, звуки природы) помогает расслабиться.

Мы должны научиться дышать полным дыханием, с участием диафрагмы. Часто мы используем только верхнюю часть лёгких и не задействуем, пренебрегаем нижней. В результате наше дыхание становится поверхностным, и мы получаем недостаточно кислорода. Мы просто должны привести в действие всю диафрагму.

Некоторые другие методики, которые стоит принять во внимание, включают Тай Чи, йогу, карате. Все они учат правильно дышать, и это является необходимым элементом их практики, так как правильное дыхание фокусирует силу «ци».

Это та самая сила, которая в ведах (в древних священных книгах Индии) называлась праной. Тай Чи — китайская гимнастика, которая направлена на поддержание здоровья и физической формы. В Китае тысячи людей практикуют её ежедневно, обычно первым делом по утрам. Если заниматься Тай Чи регулярно, это способствует увеличению притока энергии, ясности мышления, улучшает сон, помогает освободиться от эмоционального стресса, поддерживает живость ума, регулирует дыхание и увеличивает жизненную силу.

Получив столь ценную информацию, я стала более осознанно относиться к разным методам дыхания. Легко могу практиковать их повсюду, в помещении или снаружи, в любое время дня. Моё излюбленное место — океан, особенно утром, когда можно вдыхать свежий морской воздух в полную силу всей диафрагмой.

Постарайтесь почаще гулять на природе. Лучшее время — утро, что даст вам возможность начать день, сполна зарядив себя новой энергией. Гуляйте и дышите. Наполняйте лёгкие свежим воздухом и целебной энергией. Без дыхания нет жизни. Постигайте науку о правильном дыхании.

Моя история

Йога — это система самопознания себя. Йога — один из самых эффективных методов восстановления равновесия в организме. Она включает в себя наилучшее сочетание упражнений (асан) и расслабление, которое может помочь нам установить идеальный баланс ума, тела и духа и выработать правильную позицию. Занятия йогой позволяют нам создать здоровое тело, поддерживать его в хорошей форме, повысить уровень энергии и укрепить иммунную и нервную системы. Йога оказывает преобразующее влияние на жизнь человека.

Перед тем как выбрать Кундалини, йогу осознанности, я пробовала другие разновидности йоги. Многие из них мне нравились, но когда я посетила первое занятие Кундалини, это меня немедленно увлекло. Я считаю, что Кундалини — наиболее эффективный вид йоги. Она использует методы науки, которая получила развитие тысячи лет назад. Йогу Кундалини открыл Западу Йоги Бхаджан. Это отличный способ подзарядить тело энергией и чувствовать себя лучше. Он даёт результат в наикратчайший отрезок времени. Когда я занимаюсь йогой, мне нравятся интенсивные физические упражнения, пранаяма (дыхательные упражнения), повторение мантр, медитация и расслабление. После класса мы обычно пьём вкусный чай. И у меня появляется спокойствие и позитивный настрой.

Занятия йогой Кундалини обогатило мою жизнь физически, духовно и эмоционально.

Йога украшает моё чудесное путешествие по жизни, и благодаря ей я продолжаю развиваться и познавать себя. И я не вижу конца этому. Для меня йога — это система лучшего познания самой себя. Йога — это больше, чем комплекс асан и дыхательных упражнений. Это также забота о себе, любовь к себе, исследование себя, что мне очень по душе. Йога привела меня к новой и интересной реальности познания.

Она помогает мне быть энергичной, бодрой, гибкой и креативной. Я чувствую себя в ладу с собой.

Комбинация правильно сбалансированного питания, йоги и позитивных мыслей, ориентированных на достижение счастья, — отличный способ развивать методики, приносящие удовольствие, и создавать ритуалы на каждый день. Откройте для себя целительные достоинства занятий йогой. Используйте те методы, которые вам подходят. Познание себя через йогу — это удивительный и увлекательный процесс. Если сразу не получается, не отчаивайтесь и не бросайте занятия. Просто требуется время для адаптации. В конце концов, ваши усилия будут вознаграждены. Практикуйте ваш излюбленный тип йоги и пранаяму для укрепления духа и тела с удовольствием.

Пять восхитительных ритуалов

Я отвожу себе активную роль в укреплении своего драгоценного здоровья и всегда ищу простых, лёгких, эффективных способов оставаться в форме и её поддерживать. Также научилась предпринимать необходимые для этого шаги. Предпочитаю быть нежной и снисходительной по отношению к себе и испытывать радость от тренировок, которые выбираю. Независимо от целей, которые я ставлю перед собой для физической нагрузки, я могу построить такой план упражнений, который позволяет мне заниматься с удовольствием.

Некоторое время назад я познакомилась с очень интересной книгой «Древний секрет источника молодости» ("Ancient Secret of the Fountain of Youth") Питера Кэлдера. Эта книга содержит массу практической информации и наполнена мудростью, которую мы можем использовать для омоложения. В этой книге я нашла «Тибетские ритуалы омоложения» — гимнастика тибетских монахов, складывавшийся тысячелетиями в монастырях Тибета. Это пять простых упражнений для достижения здоровья и жизненной силы. Каждое из них полезно само по себе, но для получения наилучшего результата необходимы все пять. По утрам начала выполнять каждое из упражнений по три раза и постепенно увеличивала количество, пока не довела до двадцати одного раза. Этот процесс занял у меня шесть недель. Вскоре мой сон улучшился, и каждое утро я просыпалась, чувствуя себя более отдохнувшей и энергичной. Я находила в этих ритуалах путь к превосходной дисциплине для души и тела.

Я люблю делать все пять ритуалов в комфортной обстановке моего дома, наряду с продолжением в других местах аэробики (с использованием тяжестей), а также классов йоги Кундалини. Всё, что вне дома, стараюсь делать раз в неделю, чередуя разные виды упражнений. Такой план тренировок работает для меня хорошо. Если моё расписание не позволяет идти в спортзал, я не огорчаюсь, так как всегда имею свои пять чудесных ритуалов. Самое главное — это получить удовольствие и находить чувство радости, делая каждое из выбранного вида упражнений.

Рассматривайте «Пять восхитительных ритуалов», как способ войти в форму и оставаться гибким и подтянутым на протяжении всей своей жизни. Продолжая эти эффективные упражнения, вы улучшите свою осанку, увеличите энергию, снимете умственное напряжение и увидите заметные перемены в своём внешнем виде. Вы также сможете помочь сбалансировать поток энергии через семь чакр (энергетических центров), что приведёт работу чакр в равновесие и будет способствовать гормональному балансу. Это замечательный метод достижения нужного состояния и освобождения от накопившихся напряжений, чтобы мы могли двигаться по жизни грациозно и красиво.

Программа упражнений, которая приводится ниже, взята из книги «Древний секрет источника молодости» ("Ancient Secret of the Fountain of Youth") Питера Кэлдера.

На физическом уровне этот комплекс упражнений повышает общий тонус, восстанавливает энергию и делает мышцы и связки эластичными. Он окажет позитивное воздействие на весь организм.

Всегда советуйтесь с вашим доктором перед тем, как начать любые новые физические упражнения.

Ритуал 1

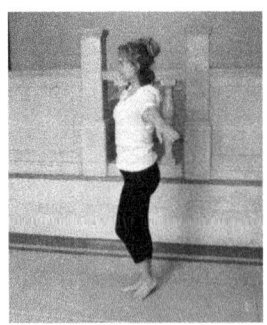

Встаньте и разведите руки в стороны, ладонями вниз. Расслабьте плечи. Спина ровная. Дыхание свободное. Смотрите прямо перед собой. Вращайтесь вокруг своей оси по часовой стрелке, сделайте полный оборот.

Чтобы избежать головокружения, зафиксируйте взгляд на какой-нибудь неподвижной точке перед собой. При каждом повороте смотрите на эту точку. После того как закончите вращение, медленно перейдите в лежачее положение. Подождите, пока головокружение пройдёт, прежде чем приступить к следующему ритуалу.

Если вы хотите усложнить упражнение, поворачивайтесь быстрее, но не настолько, чтобы потерять равновесие.

Ритуал 2

Лягте на спину с вытянутыми ногами. Руки вытяните вдоль туловища по сторонам вдоль тела, ладони прижаты к полу. С полным вдохом прижмите подбородок к груди и одновременно поднимите прямые ноги вертикально вверх, не отрывая таз от пола.

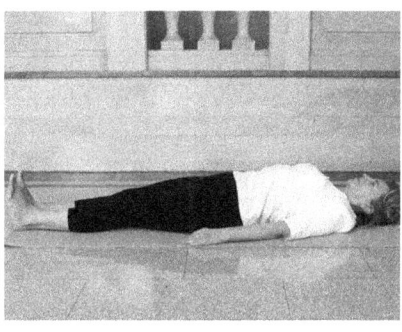

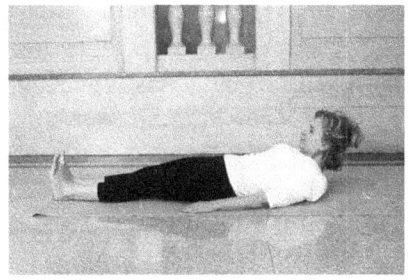
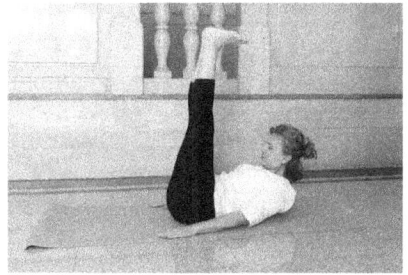

С выдохом опустите одновременно голову и ноги на пол. Делайте повторения.

Ритуал 3

Опуститесь на колени, носки прижаты к полу, руки вдоль туловища, колени следует ставить на расстоянии ширины таза, чтобы бёдра располагались строго вертикально, захватите их руками. Стоя на коленях, выпрямите туловище. Держите голову прямо. С полным вдохом отклоните

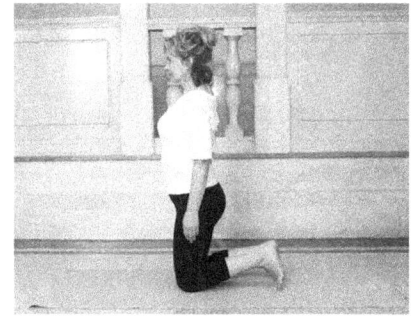

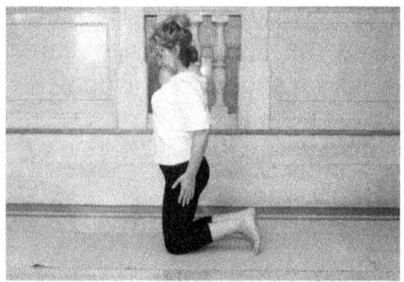
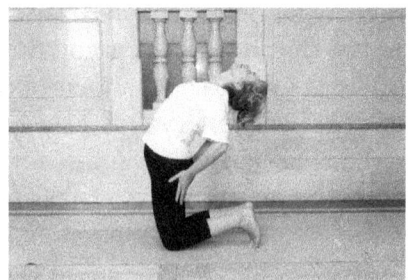

её назад и вверх, растягивая мышцы шеи. С выдохом опустите голову и прижмите подбородок к груди.

Ритуал 4

Сядьте на пол, выпрямите позвоночник, ноги вытяните перед собой и разведите на ширину плеч, ступни в расслабленном положении. Выпрямите позвоночник. Наклоните голову вперёд, прижав подбородок к груди. Руки прямые. Прижмите ладони к полу, пальцы направлены к пяткам. Ладонями упритесь в пол рядом с ягодицами. С полным вдохом запрокиньте голову как можно дальше назад-вверх, а потом поднимите туловище до горизонтального положения.

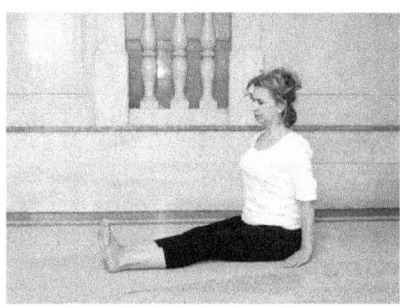
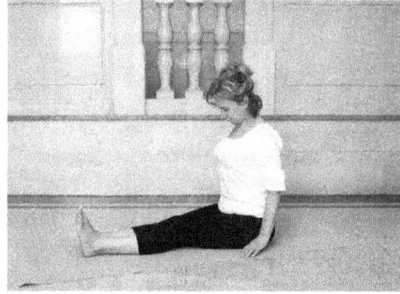
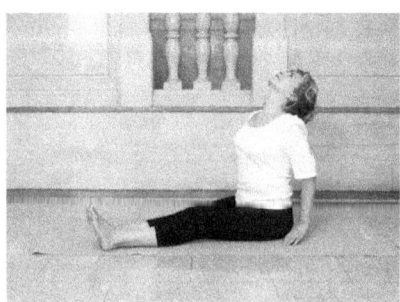
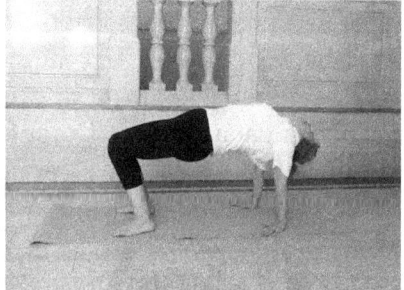

Грудь, живот и верхняя часть ног должны находиться в форме моста или поверхности стола. Выдыхайте, возвращаясь в исходное положение.

Ритуал 5

Лягте лицом вниз, ноги вытяните позади себя и разведите их на ширину таза, упираясь пальцами в пол. Обопритесь на вытянутые руки на ширине плеч, ладонями вниз. Со вдохом поднимите таз вверх, выпрямите руки и ноги, подбородок прижмите к груди. Сделайте вдох, выталкивая тело вверх и разгибая ступни. Это напоминает отжимание от пола с той разницей, что ваша голова отгибается назад.

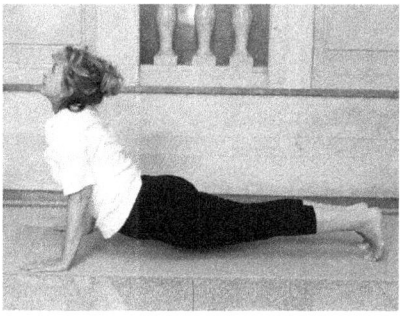

Согните бёдра, приводя тело в положение перевёрнутой буквы V. Постарайтесь мягко коснуться подбородком груди, так, чтобы вы могли видеть ступни, расположенные плоско или почти плоско на полу. С полным выдохом вернитесь в исходное положение. Затем повторяйте цикл.

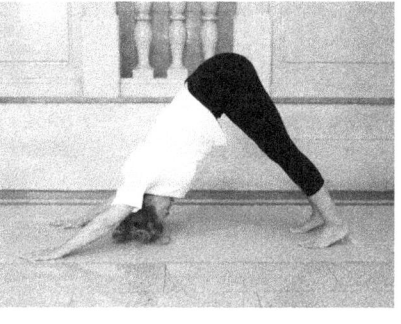

Быть активным — хорошо для каждого, независимо от возраста, силы и гибкости. Мы можем оставаться подтянутыми и выглядеть отлично на протяжении всей нашей жизни. К тому же физическая активность обеспечивает хорошо тренированные мышцы и идеальный вес. Мы в состоянии восстановить свой метаболизм и поддерживать упругие мышцы. Посвятите каждый день немного времени упражнениям и полюбите своё прекрасное тело.

Готовите ли вы вкусную еду, посещаете ли занятия йогой или читаете вдохновляющие книги, чтобы обеспечить себе лучшую жизнь, важно решить для себя, что вы хотите делать, и какова будет при этом ваша стратегия. Выбор всегда за вами.

Мы — взрослые люди, и мы берём ответственность в свои руки. Нам не нравится, чтобы нам говорили, что мы должны делать. Если мы хотим повредить своему драгоценному здоровью, это наше право. Но однажды мы придём к тому, что начнём заботиться о своём благополучии, потому что это самый простой путь к хорошему самочувствию. Отличное здоровье всегда ждёт, чтобы мы подумали о нём и начали к нему стремиться.

Задумывались ли вы о том, чтобы найти для себя тип упражнений, который будет для вас наиболее полезным и приятным?

Вот самые важные пункты духовного и физического благополучия, которые стоит запомнить:
- Будьте благодарны за всё, что имеете. Возьмите на себя ответственность прожить жизнь, полную радости и признательности. Смотрите на всё и всех, кого встречаете, с благодарностью.
- Проводите время с людьми, которые заряжают вас энергией. Будьте позитивны по отношению к себе и окружающим. Создавайте положительный настрой и благоприятное пространство вокруг себя, получайте удовольствие от того, что становитесь счастливее и здоровее каждый день!
- Сосредоточьтесь на позитивных, ободряющих мыслях. Всегда оценивайте положительно своё здоровье, свои финансы и будущее.
- Первый шаг к тому, чтобы стать счастливым, — это узнать, что именно приносит вам радость. Составьте список своих желаний относительно благополучия, изобилия, отношений, карьеры, отдыха. Сформулируйте эти цели, поскольку они отражают то, что способно настроить вас положительным образом. Иметь мечту и работать над её осуществлением — это радостный и увлекательный процесс.
- Один день в неделю побалуйте себя чем-то особенным. Проживайте каждый день, сосредотачиваясь только на позитивном. Занимайтесь тем, что приносит чувство радости.
- Думайте о том, что хорошего можно найти в вашей нынешней ситуации, и как её улучшить. Начните с ожиданий приятных событий в вашей жизни. Используйте свою энергию, чтобы сосредоточиться на хорошем вокруг вас.
- Сделайте физическую нагрузку непременной частью вашей повседневной жизни. Находите комплексы упражнений, которые больше всего подходят именно для вас.

- Сделайте приоритетом стремление стать лучше. Будьте во всём верны своему выбору.
- Сделайте уборку в своём доме и избавьтесь от всего ненужного. Украсьте своё жильё зелёными растениями или свежесрезанными цветами. Слушайте музыку, которую вы считаете вдохновляющей и возвышающей.
- Сведите до минимума сидение у телевизора и прослушивание новостей.
- Правильно питайтесь. Приучите себя к хорошо сбалансированному питанию. Замените нездоровую еду здоровой.
- Уделите должное внимание вашему сну. Ложитесь спать до полуночи. Освободите спальню от технологии и шума. Сделайте её местом, располагающим к отдыху и сну.
- Установите для себя ежедневное время пребывания в тишине. Восстанавливайте свои силы через медитацию и молитвы. Занимайтесь тем, что вас интересует. Хорошо иметь интересы в жизни. Это не даёт нам скучать.

К счастью, есть несколько простых вещей, которые мы можем делать, чтобы поддерживать своё бесценное здоровье в наилучшем состоянии. Любая привычка может быть при желании изменена к лучшему. Используя информацию, которой я с вами поделилась, присмотритесь пристально к своему здоровью и позаботьтесь о гармонии души и тела. Наслаждайтесь созданием своего собственного благополучия и хорошего самочувствия. Любите себя и делайте каждый свой день чем-то исключительным.

Если вы считаете себя искателями здоровья и благополучия, эти заметки как раз для вас. Взгляд, обращённый внутрь себя, подходит для любой жизненной ситуации.

Нет никаких границ между духовным и физическим здоровьем: это одно целое. И в понимании глубоких отношений между тем и другим заключается огромная сила. Исцеление происходит на ментальном, эмоциональном и физическом уровне. Скажем, осознанность — это целебный метод. Хорошая еда — тоже. И то, и другое идёт рука об руку в создании целостного подхода к отличному здоровью. Это каркас оптимального благополучия.

В ходе более глубокого самоисследования и самопознания я стала намного лучше понимать себя, и вы можете сделать то же самое.

В первую очередь меняется образ жизни, потом становится легче менять характер питания. Когда мы обладаем отличным здоровьем, мы можем позволить себе полную и насыщенную радостью красоту повседневности. Вся энергия, которую мы вкладываем в счастливый и здоровый образ жизни, возвращается к нам более высоким качеством нашего существования. Мы обретаем способность принимать жизнь такой, какая она есть, и проживать её радостно.

Когда мы выбираем жить во всей полноте здоровья, мы пожинаем плоды этого решения и чувствуем себя блестяще. Самый большой секрет благополучия, который я раскрыла, состоит в том, чтобы быть благодарной, щедрой и позитивной. Когда вы делаете любой шаг, убедитесь, что он самый лучший для вас. Выбор лучшего поможет вам излучать жизненную силу.

Закончив писать эту книгу, я пошла прогуляться и с восхищением наблюдала лебедей, которые грациозно скользили передо мной. Я думала о том, что преобразование жизни к лучшему требует большой внутренней работы. Жизнь так щедра к тем, кто относится с доверием к её течению. Лучшие дни ещё — впереди.

Искусство лучшего познания себя и позитивного мировоззрения

Это практический справочник, как жить с радостью, справляясь с разными ситуациями, преодолевая вызовы повседневной жизни, как не зацикливаться на негативе, а наоборот, сосредотачиваться только на положительном, проявлять заботу о себе. А также постоянно улучшать свой характер, жить осознанно, добиваться душевного и физического равновесия, быть готовым претворять желаемое в действительность. Полагаться на ваших лучших, верных друзей и помощников и иметь желание учиться и расти.

Ваши лучшие, верные друзья и помощники включают следующее.
- Вырабатывать позитивную позицию.
- Использовать самоанализ.
- Обретать уверенность в себе и смелость.
- Быть честным по отношению к себе и другим.
- Делать свою жизнь проще.
- Вести дневник благодарности.
- Прощать прошлое.
- Доверять естественному ходу жизни.
- Читать вдохновляющие книги и слушать музыку.
- Оттачивать чувство юмора.
- Практиковать любовь, доброту и сострадание.
- Соблюдать сбалансированное питание.
- Пить много воды.
- Наслаждаться физической активностью.
- Дышать свежим воздухом.
- Отдыхать, высыпаться и уметь расслабляться.

Мои вышеназванные друзья и помощники помогли мне выработать лучшую систему взглядов, которая улучшила все аспекты в моей жизни. Они вели меня к простейшему и самому приятному способу, призванному организовать мою жизнь и создать подходящие условия для размышлений и самоанализа. Я беру на себя смелость показать вам путь к здоровью и благополучию.

Благодарю, что прочитали эту книгу. Над чем она заставила вас задуматься? Что интересного и полезного вы почерпнули для себя? Помогла ли она вам в чем-либо? Как отозвалась в вашей душе? Что бы вы хотели изменить в вашей жизни?

Рекомендуемое чтение

Я делюсь своими историями и размышлениями, потому что они могут отозваться в вашей душе, принести пользу и вдохновить вас.
Вот некоторые из моих любимых ресурсов. Они содержат много мудрости и помогли мне изменить себя. Они в высшей степени способствовали развитию моей жизненной философии.

Книги

Платон «Апология Сократа. Диалоги»
Ошо «В поисках Чудесного. Чакры, Кундалини и семь тел», и другие книги этого автора
Робин Шарма «Монах, который продал свой Феррари»
Экхарт Толле «Сила настоящего»
Луиза Хей «Исцели себя сам»
Пауло Коэльо «Алхимик»
Дейл Карнеги «Как завоёвывать друзей и оказывать влияние на людей»
Питер Кэлдер «Древний секрет источника молодости»
С. Н. Лазарев «Диагностика кармы»
Норман Уокер «Лечение соками»
Поль Брэгг «Чудо голодания»
Геннадий Малахов «Целительные силы» и другие книги этого автора
Вадим Зеланд «Трансерфинг реальности. Ступени I–V»
Александр Палиенко «Жизнь в удовольствие»
Ранжит Моханти Лечебная сила воды
Ронда Берн «Тайна»
Тара Спринджет «Тибетские техники исполнения желаний»
Лиллиан Ту «Основы Фэн-Шуй»
Наталья Правдина «Я люблю себя»

Видео на YouTube

Вадим Зеланд «Трансерфинг»
Александр Палиенко «Определение любви»
Мастер Имрам «Крийя Йога»
Эра Водолея
Эзотерические практики
Лечебная музыка
Пять тибетских жемчужин «Око Возрождения»

Об авторе

Леона Соколова родилась и выросла в Одессе, в Украине. Одесса — красивый, солнечный, гостеприимный город, неповторимая жемчужина на берегу Чёрного моря. Он приобрёл репутацию «столицы юмора». Леона переехала в Нью-Йорк в 2000 году. Она считает, что ей повезло жить в двух таких необыкновенных местах.

Большую часть своей юности она испытывала беспокойство от того, что не знала, чему посвятить себя. У неё не было никаких устремлений, предпочтений или особых талантов или призвания. Некоторым людям выпала удача, потому что уже в свои ранние годы они знали наверняка, чем хотят заниматься. Леона пробовала себя в различных профессиях, пыталась понять, что ей интересно и близко. Но всё было тщетно. Конечно, знать, что вы не любите, тоже полезно. Много раз её спрашивали, к чему она стремится в жизни, но она всегда затруднялась ответить. В сущности, она была в поиске самой себя. Она хотела познать жизнь и открыть для себя её внутреннюю суть. Но ничего не получалось.

От безысходности она поступила в инженерно-строительный институт, окончила его, и эта профессия оказалась ей неинтересна. Её влекло что-то другое. Поиск продолжался. Она читала древнегреческого философа Сократа, размышляла над его мудростью. Главный его лозунг — «Познай самого себя». Его философия строится на понятиях добра, честности и добродетели. Сократ изучал внутренний мир человека. Вот это было близко и интересно Леоне, созвучно её мыслям, и она спрашивала себя: «А как я могу себя познать?» «С чего начать?» Когда она размышляла на эти темы, у неё появился интерес и понимание того, как развиваться гармонично и быть здоровой и счастливой». Это стало лейтмотивом её жизненной философии. Поиск путей к гармонии, радости, счастью, познания себя и физическому здоровью начался в юности и продолжается по сей день, став неотъемлемой частью жизни автора этой книги.

В Украине она получила диплом по специальности «инженер-строитель». Однако образ «работы-мечты» не покидал её, но долгие годы не приобретал чётких очертаний. Она постоянно искала повсюду эту мечту.

Приехав в Америку, пробовала разные профессии. Одни вознаграждали в финансовом отношении, другие не очень. Все они были нужными, чему-то её учили и вносили какой-то вклад в её странствия по дороге жизни.

Леону всегда влекли другие страны. Она мечтала приехать в Нью-Йорк. Когда она попала в Нью-Йорк, поначалу это воспринималось как приключение. Потом она осознала, что хочет остаться в этом уникальном городе и познакомиться с ним поближе. Она начала больше узнавать о Манхэттене, он был полон чудес и уникальных возможностей. Это было интересно, познавательно и увлекательно. И она решила найти своё призвание в этом городе, который, как Одесса, был неповторимой жемчужиной, только на этот раз на побережье Атлантического океана.

Эти два города имеют общие ценности, которые привлекают Леону. Она вообще неравнодушна к портовым городам. Нью-Йорк напоминал ей любимую Одессу с её богатством культуры и искусства.

Манхэттен сулит много возможностей, но в то же время жить там нелегко. Преодоление трудностей сформировало личность Леоны, сделало её сильнее и мудрее. Она всегда старалась взглянуть на светлую сторону жизни, говоря себе: «Трудностей нет, есть интересные задачи». Она сталкивалась с препятствиями, но они не могли остановить её на пути к осуществлению мечты. Её главным желанием при переезде в Штаты было найти себя, реализовать возможности, развить способности, чтобы быть полезной и помогать себе и другим.

Стремление к здоровому образу жизни было для Леоны естественным увлечением долгие годы, потому что её мама прививала ей это с детства, но она этого не замечала. Только потом спустя многие годы она решила превратить хобби в любимую профессию.

Потребовалось несколько лет тщательных поисков учебного заведения, которое соответствовало её устремлениям. К счастью, она нашла великолепную школу, Институт Интегрированного Питания (Institute for Integrative Nutrition — сокращённо IIN). Первые несколько лекций потрясли её своим целостным подходом к обучению. Философия образования этой школы была близка внутренним интересам Леоны. Полученные знания и практические навыки подготовили к работе с людьми. Она окончила институт в 2007 году и начала работать консультантом по вопросам здорового образа жизни и питания.

Когда у Леоны появилась идея написать книгу, это было неожиданно. Она не чувствовала себя достаточно компетентной, чтобы сделать это, но сильное желание поделиться своим опытом пробуждало в ней творческую энергию. Писательство никогда не было её сильной стороной. Английский был её вторым языком, и она не думала, что хорошо подготовлена к тому, чтобы стать писателем. Это могло бы стать серьёзным вызовом, но её это не останавливало. Хотя она никогда не планировала заниматься литературной деятельностью, одно потянуло за собой другое. Она просто верила, что любой её выбор правилен. Она отдавала себе отчёт в том, что некоторые цели нелегко достичь, но ведь всегда можно было найти способ. Даже если казалось невозможным написать книгу, она решилась на это, потому что её интуиция подсказывала, что на самом деле это всё-таки возможно.

Леона должна была научиться пользоваться компьютером, печатать, улучшить английский язык, проводить исследования. Она должна была взять различные курсы, чтобы почувствовать себя уверенной в способности точно выражать свои мысли. Она получила уроки писательского мастерства и теперь в состоянии донести до читателя свои мысли.

Всё вышеупомянутое и ещё многое другое помогло ей подготовиться к созданию этой книги. Она наслаждалась каждой минутой этого нелёгкого, но увлекательного процесса. Она писала от всего сердца. Она чувствовала, что эта книга может помочь людям изменить свою жизнь, потому что именно это произошло с ней самой. Если у вас есть мечта, не отступайте от своей мечты! Если она смогла, и вы сможете!

Благодаря размышлениям, самоанализу и изучению различных источников и учений Леона научилась быть стойкой и терпеливой. Она также научилась внимательно и с любовью прислушиваться к своему организму и доверять интуиции. Но самое важное, она научилась находить свой уникальный путь в том, чтобы благодарить и приветствовать повседневную реальность. Это приносит ей радость и наполняет желанием делиться своими откровениями с окружающими. Её воодушевляло стремление делать нечто, к чему она испытывала любовь и вдохновение, находить радость в хорошем самочувствии и благополучии. Есть только одна цель: быть счастливой.

www.ingramcontent.com/pod-product-compliance
Lightning Source LLC
Chambersburg PA
CBHW061304110426
42742CB00012BA/2050